朝起きすぐの歯磨きで、一生病気知らず

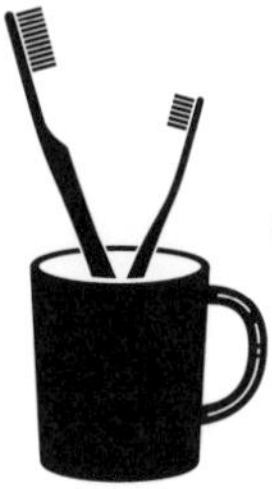

長野 志津男
Shizuo Nagano

講談社

はじめに

朝起きてすぐの歯磨きが人生を変える、健康づくりの最初の一歩！

「あなたはいつ歯を磨いていますか？」

と聞かれれば、多くの人が、

「朝食後に磨く」

と答えるのではないでしょうか。つまり、一日のうち、最初に歯を磨くタイミングは、朝ごはんを食べた後ということです。その後は、昼食後、夕食後と続いていきます。

私は30年以上にわたって口腔治療を行ってきた歯科医です。私の答えは少し違います。私が歯を磨くタイミングを問われたなら、

「朝起きたらすぐに」

と答えます。

なぜなら、毎朝、起きてすぐに歯を磨くことで、多くの病気を未然に防ぎ、ひいては自分の命を守ることにつながるのです。

「そんな大げさな……」

と思う人もいるでしょう。しかし、さまざまな病気の原因の多くは、実は口から体内へと侵入していくのです。

この事実を知っていれば、多くの人が率先して、朝起きてすぐに歯を磨くようになることでしょう。ところが、残念なことに、いまだに朝、歯を磨くベストタイミングは〝朝食後〟と思い込んでいる人が大部分なのです。なかには、

「朝起きてすぐにうがいをしてから朝食を食べて、その後にゆっくり歯を磨く」

という人もいるようです。しかし、それではダメなのです。うがいだけでは、口からの病気の侵入を防ぐことはできません。

現在、健康づくりのために、定期的に運動で身体を動かしたり、バランスのよい食事を心がけ、食材にまで気を遣ったり……さまざまな対策を講じている人々たち。決して間違いではないとは思います。

しかし、健康づくりの最初の一歩はそこにはありません。

あなたの健康づくりにおいて、歯磨き、それも朝起きてすぐの歯磨きが不可欠であり、まずは、そこからはじめることが重要だと気がついてほしいのです。

大部分の病気は口からはじまる

人間の身体を細胞レベルで見ると、常に少しずつ細胞が入れ替わっています。部位によって差はあるものの、数日から数ヵ月ですべて入れ替わるのです。そして、その新しい細胞をつくっているのは、日々摂取している「食べ物」と「水」と「空気」です。ならば、それらの質がその人の健康を左右するのは当然のことと言えます。

食べ物や水、空気が悪ければ、それを取り入れる身体がダメージを受けるのです。その後、吸収された悪い成分は、血管というパイプラインで全身の細胞に運ばれていきます。細胞たちは、いくら材料が悪くても、運ばれてきた材料を使って新しい細胞をつくるしかありません。こうして食べ物、水、空気の質は全身に反映されるのです。

その身体のもととなる食べ物、水、空気を取り入れるための入り口が口腔なのです。

人間が口で呼吸ができるようになったのは、言葉を獲得したことにより、口と気管がつながったためです。赤ちゃんが言葉を発するようになると、口呼吸も可能となるのです。そして、ほぼすべての病気はここからはじまります。

つまり、口の中は、いわば病気の入り口でもあるわけです。ここをガードすることで、極初期にさまざまな病気をストップできるのです。

「歯科で風邪を治すの？」

と思う人もいるでしょう。違います。治すのではなく、風邪をひかせない、病気にさせないのです。このことが重要なのです。

例えば、口腔は「栄養」の入り口であり、発育、咀嚼《そしゃく》、嚥下《えんげ》をつかさどる場所です。ただし、呼吸器ではありません。正常な呼吸はあくまでも鼻から行うものであり、口での呼吸は病気のはじまりといっても過言ではありません。このことに気がつかないまま成長すると、風邪のみならず、後々さらに重篤な病気を引き起こす危険があるのです。

健康とは習慣によってつくられる

〝健康をつくる〟

これは本来とても簡単なことです。これからお伝えする、

「朝起きたら、すぐに歯を磨く」

といった情報を理解し、実践すれば一生病気にかからないかもしれません。なぜなら、ほとんどの病気が生活習慣に由来するものだからです。つまり、習慣を変えて、病気にかからないようにすればいいだけのことなのです。

しかし、習慣や癖を治すのは、いうのは簡単ですが、実行するのは大変です。だから健康を維持することが難しくなってしまうのです。残念ながら人間には常に手を抜こう、サボろうとする気持ちがあるのです。

とても簡単なのにとても難しい、それが健康をつくるということなのです。

健康は医師が扱う領域ではありません

健康をつくるというと、すぐに医学、医療と結びつける人がいますが、本来「健康」は医師が扱う領域ではありません。健康は、私たちの生活そのものであり、医学や医療はその健康が蝕まれたとき、病気になったときに使われる治療であり修復法なのです。

また、医学や医療は、

「この治療をすれば必ず治る」

という必然性の科学ではなく、

「この治療をすれば治るかもしれないが、治らない場合もある」

という蓋然性《がいぜん》（確率）の科学なのです。絶対ということはありません。

では、健康を扱うのは誰か――。

それは、自分自身です。自己の管理ができていない子どもの場合は、親御さんということになります。

健康は医学や医療から生まれるものではなく、自分たちで培っていくものです。

「自分の身体は自分が一番よくわかっている」

よく聞く言葉ですが、本来そうでなければいけないのです。また、

「夜眠ることにより、身体の疲労回復ができる」

ということは、医師の助言や一般的な健康情報から、私たちも当然のこととして認識していることでしょう。しかし、鼻が悪かったり、口呼吸をしていたりすると睡眠時間を充分にとっていても、疲労回復は望めません。睡眠は時間よりも質が大事なわけです。そして、この質を保つためにどうすればいいのかということが、健康をつくるということなのです。

同様の例はいくらでも挙げられます。例えば、

「いっぱい嚙んで食べなさい」

「30回以上嚙むようにしましょう」

という医師の言葉もよく聞くでしょう。もちろん健康な口腔を持ち合わせた人であれば、これらの医師がいうことは間違っていません。しかし、虫歯や入れ歯の不具合などさまざまな理由から、咬み合わせ機能が低下している状態であれば、上手に嚙む

ことはできませんし、力も発揮できません。

つまりは、健康づくりが正しく行われ、条件が整ったうえでのみ、医師の助言や健康情報は正しいということになるわけです。

まずは自分自身の健康づくりを自ら実行しなければ、医師からの助言も健康情報も、何の健康効果も期待できない〝無用の長物〟になりかねないわけです。

健康について学ぶ機会がないのが問題

「健康のつくり方」とひと口にいうのは簡単ですが、現代社会のなかでは、生活の仕方、ライフスタイルひとつをとっても個人差が大きいのも事実です。

これまで、何らかの形で、医療や健康を学んできた人はよいのですが、大部分の人は学ぶ場所も機会もなかったと思います。

大家族の中で育った人の場合、おばあちゃんの知恵袋的な「健康に関する昔からの言い伝え」もあるでしょう。しかし、そのなかには、間違ったものも含まれているのです。

いつの時代においても社会の変化はめまぐるしく、時代の先端を走る分野であっても、いずれは「変化する波」にのみ込まれ「新しい波」となっていきます。過去の「健康にいいこと」が何の意味もないものだった、逆に悪影響を与えることであったという事実が発見されることがあっても当然のことです。

何が正しく、何が間違っているかは、調べたり医師に相談したりするなど、少しの手間で解決できるものが大部分でしょう。

少しだけ身体の構造や仕組み、成り立ちを学んでほしいと思います。特に子どもの先生でもある親御さんには重要なことです。私たちは、

「専門家でもないのに、わかるわけがない」

と〝知らない〟〝難しくて理解できない〟ことを言い訳にしたり、悪いことだと思わない傾向があります。しかし、健康をつくりたいのであれば、

「知らなかった」

では済まされないのです。

仮に治療を受ける際であっても、医師からすすめられた最先端のすばらしい技術・

薬材であってもリスクがないかどうか必ず説明をしてもらうようにすべきなのです。

健康情報に振り回され見当違いな手段を選ぶ人たち

何をする場合でも、明確な目的意識を持つことは大切です。しかし、最も大切なのは正しい手段を選ぶということです。はっきりした目的と、それを達成する意志の強さを持っていても、手段が間違っていたのでは話になりません。

「健康になりたい」
「長生きしたい」

という目的は明確に持っていても、見当違いな手段を選んでいる人もいるようです。このため、例えば自然食志向の人のなかには、目的とは逆の結果につながっている人も少なからずいるはずです。

メリットばかりに目を奪われていると、その裏側にあるデメリットを見失ってしまいます。健康についての情報は毎日、テレビや雑誌、ネットなどから山のように入ってきます。特にテレビ番組については、過剰なほど大量です。

しかし、これらにはいたずらに不安をあおる、効果を強調する、視聴率がとれなくてはいけない、面白くしないといけない……といったテレビ局側の思惑が見え隠れしています。すべての番組とはいいませんが、「受ける」「視聴率がとれる」というのが健康をテーマにしたテレビ番組制作の基準であることを忘れないでください。

健康をつくるための情報を得る際には、必ずその根拠を知る努力をしてください。単なる「体験談」ではダメということを知ってください。実験データに基づくものであっても、その実験が正しく行われているかどうかを疑うべきなのです。

日本のガラパゴス化を食い止める

日本は携帯電話だけでなく医療、健康に対する考え方もガラパゴス化しているのかもしれません。世界標準がすべてとは思いませんが、日本には特異なところもあることを知ってください。

日本人は細部には気を遣いますが、全体を見渡すことを不得手とするところがあるようです。つまり、

「木を見て森を見ず」

です。細部の変化に気づく能力には長けているのですから、次のステップとして全体を見る努力をしてください。いわば、

「木を見て森も見る」

ということです。ひとつの病気が〝木〟だとするならば、心身全体の健康が〝森〟です。これができるようになれば、自分自身、あるいは子どもの体調の変化がもっともっと理解しやすくなっていきます。

これからあなたに伝えていく「朝起きたら、歯を磨くことが健康づくりの第一歩」といった新しい「健康のつくり方」は、今まで見聞きしてきたものと大きく違うかもしれません。

これまで常識とされていたものが、これからは非常識になるかもしれない……。いまや医学や科学は日進月歩しています。本書を読むことで大いに驚いてほしいと思っています。そして、それを信じられるならば、ぜひとも実践してほしいと思うのです。

本書が、あなたのいままでの生活、考え方が大きく変化していくきっかけとなることができれば、これほどうれしいことはありません。

そして、いつの日にか、ここで紹介する「健康のつくり方」が当たり前となり、健康づくりの原点となることを願ってやみません。

２０１４年12月

長野《ながの》志津男《しづお》

『朝起きすぐの歯磨きで、一生病気知らず』◉目次

1章　朝起きたら、まず歯を磨こう！

2章

口と鼻が健康に果たす役割／基礎知識

3章
一生の健康に口腔ケアが与える影響

4章

大人も子どもも実践！「口腔ケアの基本」を身につけ、健康に

終章

口腔ケアから社会が変わる!!
親から伝えるべきことの大切さ

構成・岡留理恵

1章

朝起きたら、まず歯を磨こう！

口の中を清潔に保てれば、死亡率も下がる

「私たちは何のために歯を磨くのか――」

多くの人は、「虫歯予防」「歯周病対策」「口臭予防」あるいは「エチケットとして」と答えるのではないでしょうか。その答えは決して間違いではありません。しかし、それにもまして歯磨きをすることで得られる大きな恩恵があります。それは、多くの病気を未然に防ぎ、ひいては命を守ってくれるということなのです。大げさに聞こえるでしょうか。しかし、例えば、口の中の衛生状態を改善することで、病院や高齢者福祉施設での肺炎リスクを低減できることはすでにわかっています。また、1990年代に「フロス・オア・ダイ（Floss or Die）」というアメリカでの歯周病予防のキャンペーンスローガンがありました。つまり、歯周病予防であり歯よりも歯周に重きを置いている。もちろん、歯と歯の間の食べカスもとれますが、「フロスで歯間を

キレイに掃除するか、それとも死を選ぶか」ということです。そのぐらい、口腔《こうくう》内を清潔にすることは重要なことなのです。そして、口腔内を清潔にキープできれば、死亡率も下がることがわかっているのです。

人の口腔内では、通常、一日のうち起きて生活している間に1リットルから1・5リットルの唾液が分泌されています。唾液には殺菌・抗菌作用があるため、口の中は比較的キレイな状態を維持しています（ただ、口腔内常在菌という菌が常に口腔内には存在しています）。

これに対して、睡眠中は口腔内の唾液の分泌がほとんどなくなります。睡眠時間の経過とともに、口の中で非常に活発に増殖してしまうのです。朝、起きたばかりの口の中の細菌の量と、細菌が出す酵素（たんぱく質分解酵素）の量は、ウンチ（糞便）数グラムに存在する分に相当するといわれているのです。

朝起きたときに、口の中が乾いてスッキリしない、口臭が気になるのは、唾液が分泌されずに口腔内に細菌が増殖してしまった結果といえるわけです。「朝起きたら、コップ1杯の水を飲む健康法」を推奨する人もいますが、これは口の中で増殖した細菌をコップ1杯の水と一緒に飲み込んでしまうということなのです。同様に、朝起きてすぐに朝食を摂るのも、細菌を食事と一緒に飲み込んでいる、ということになるわけです。

最初の私の問いかけに戻ってみましょう。そう、「私たちは何のために歯を磨くのか――」。

それは、全身を病気から守る重要な働きがあるからなのです。そして、まずは朝起きてすぐの歯磨きが、私たちの身体への細菌の侵入を防ぐためにとても効果的な方法であるということを知ってほしいと思います。

歯磨きは口の中の掃除です

〝3・3・3式歯磨き〟をご存じでしょうか?

これは、多くの歯科医が推奨する歯磨きの時間とタイミングです。つまり、「一日

3回、朝食・昼食・夕食の食後3分以内に3分間歯を磨く」という歯科医師会のマニュアルで長い間教えられてきたもの。でも、多くの細菌の侵入から全身を守るためには、これでは不十分なのです。〝3・3・3式歯磨き〟にプラスして、朝起きてすぐの歯磨きが不可欠です。

「朝起きてすぐに、うがいをすればよいのでは？」

という質問を受けることがあります。しかし、残念ながら、朝起きてすぐにうがいをするだけでは細菌を体外に排出することは難しいのです。

それではどのように歯を磨くのが一番よいのかというと、難しく考えることはありません。口の中の掃除をすればいいのです。

日本では〝歯磨き〟という言葉を使いますが、歯は鏡やフライパンの底を磨くようにピカピカにするものではありません。適切な例ではないかもしれませんが、ステンレスやタイルなどのお風呂を掃除するとき、どんな道具を使うでしょうか。硬い金属製のたわしを使う人はいないと思います。硬いものに対して、硬い掃除道具を使ってしまうと傷をつけてしまうだけです。必ずやわらかい道具が必要となるのです。歯磨きもこれと同様に考えてください。エナメル質の硬い歯には、やわらかいブラシを用いて掃除することで、傷をつけることなくキレイにできるのです。

口の中には、「歯」「歯茎」「舌」「頬」などがあり、歯以外は軟組織（歯茎、頬）と筋肉（舌）です。硬い歯ブラシを使ってはいけない理由もここにあります。

それでは、やわらかい歯ブラシとは、どのくらいのものを指すのか。人により多少の好みもあると思いますが、私がおすすめし、自身でも使っている歯ブラシは、市販している一般的な歯ブラシの〝やわらかめ〟タイプよりもさらにやわらかいタイプのものです。決して強く磨く必要もなければ、歯磨き粉もごく少量で構いません。歯科で尋ねてみてください。

私は常にマイ歯ブラシを携帯しています。歯科医の中でも歯磨きの大切さを理解している方は、シャツの胸ポケットやカバンの中にマイ歯ブラシが入っています。歯磨きは、口の中のマッサージなのです。私も時間があればマイ歯ブラシを取り出して、口腔内マッサージをはじめます。歯磨きではなく、身体を細菌から守る効果的な健康法のひとつなのです。

口腔内の細菌は睡眠中に10倍以上も増殖

口の中の細菌は虫歯や歯周病をつくります。口の中の病気の原因となるだけでなく、その後の結果として、肺炎、心臓病、皮膚病、糖尿病の原因にもなりかねません。ほとんどすべての病気の入り口ともいえるのです。特に鼻腔の病気があると、風邪やインフルエンザが感染しやすくなるうえ、重篤化するリスクもはらんでいます。

例えば、台所や浴室の排水口など、常に湿った場所にヌルヌルとしたものが付着します。これを「バイオフィルム」といいます。バイオフィルムとは、下水などにいる細菌が集まってできた固まりです。細菌やカビなどが、集団になりお互いに連絡を取り合ってヌルヌルとしたバイオフィルムを形成します。このため、台所や浴室の排水口などは、毎日掃除をしないとヌルヌルしてしまうのです。そして、このバイオフィルムが口腔内にも形成されてしまうのです。

口腔内のバイオフィルムには、抗菌剤も効果がありません。ブラシなどで機械的に取り除くしか方法がありません。ましてや口腔内の細菌は、睡眠中に10倍以上も増殖します。これらを減らすためにも、寝る前の歯磨きが大切なのはいうまでもありません。

唾液には抗菌・殺菌作用があります。同時に唾液は雑菌の栄養素でもあります。病気のために自分の口から食事が摂れなくなったとき、口を使えない、咬合《こうごう》できないと、唾液の分泌量が減り、口腔内の細菌が増殖するため、口臭もひどくなります。

口腔には温度（体温）、湿度（唾液）があり、さらに細菌（口腔内常在菌）まで存在しています。そこに食べカス（糖）があったなら、細菌たちの格好の棲家になるのは当然でしょう。そして、この中で口腔内から私たちが追い出すことができるのは、食べカスだけなのです。口の中の掃除が大切だという大きな理由のひとつがここにあります。

おいしい食事をした後には、必ず食べカスを口の中から追い出す作業、つまり歯磨きという掃除を行うことを忘れないでください。

食後の歯磨きは食べカスを取り除くだけで十分！

食後の歯磨きは多くの人が実行していることでしょう。しかし、ここでひとつ大切なことをお話ししておきます。それは、唾液には相反する作用があり、「食後の歯磨きは、健康な唾液を流してしまい免疫力を低下させる」ということです。それでは一体どうすればいいのか――。

歯を磨くといっても、実際には口の中の汚れ、つまり食べカスを取り除く程度がよいということです。歯には自浄作用というものがあり、形態的に食べ物が歯の表面には付着しにくくできています。また、**唾液には、口の中を安定した良好な状態に保つ重要な役割がある**ということを忘れないでください。

唾液は、歯の表面の保護、口腔内洗浄と乾燥の防止、口臭の原因除去、口腔内細菌の殺菌、口腔内pHを中性に保つなどの大切な働きをしてくれます。**酸性に傾いた口腔**

内が唾液の働きで中性に戻るのが、食後30〜40分とされています。

そのほか、唾液が正常に分泌されていれば、口の中の食べカスも飲み込みやすく、歯垢もつきにくくなります。しかし、歯磨きをすることで、それらの働きをなくしてしまうのはあまりおすすめできません。

とはいえ、その一方で、唾液はたんぱく質やでんぷん質を分解するので、口臭の原因ともなっています。ですから、唾液はしっかり口腔内に残しつつ、歯ブラシで食べカスを取り除く掃除の作業が必要となってくるのです。

女性なら、食後にメイクを直すのは一般的な行為ではないでしょうか。それと同様に、口の中も食後に直す（掃除する）のです。どんなにおいしかった食事であっても、5分後の口の中は食べカスだらけのゴミ箱状態といえるのです。

よく噛むことで、唾液はたくさん分泌します。ひと口30回以上噛むと、唾液の分泌が促進されて、食べ物を分解する作用のある唾液も分泌されるため、消化吸収を助けてくれます。また、これにより食べすぎを防ぐなど食事の量を抑えることもできます。

ただし、虫歯が多いなど口の中の状態が悪ければ、よく噛むこと自体が難しくなるのは当然です。入れ歯では健康な人の咀嚼《そしゃく》効率の50パーセントも回復できないこともわかっています。口の中を、虫歯も歯周病もなく、唾液がしっかり分泌されている、そんな良好な状態にすること、健康な身体を手に入れるためには、すべてはここからはじまるのです。

これが健康のドミノをつくり上げる基本です。

歯磨きでインフルエンザの予防や重篤化を回避する

朝起きてすぐの歯磨きは、風邪やインフルエンザ予防にも効果を発揮します。

毎年のように、冬を中心に流行を繰り返す季節型インフルエンザは感染力が強く、影響も強大です。また、これまでこれらのインフルエンザは『人にはヒトインフルエンザ、鳥類には鳥インフルエンザのみが感染する』とされてきました。しかし、皆さんもご存じの通り、近年、人に感染する『高病原性鳥インフルエンザ』が出現しています。感染者の死亡率が60~70パーセントと極めて毒性が強いものです。世界的大流行（パンデミック）が起きれば、世界で5億人もの人が死亡すると試算、警告されています。

季節型インフルエンザのウイルスは、健康な人の上気道（鼻腔・咽頭・喉頭）粘膜に付着して侵入します。一方、高病原性鳥インフルエンザのウイルスは、上気道粘膜だけでなく、下気道や、肺に簡単に入り込むとされています。そのため免疫防御反応が起こる前に多くの臓器に入り込み、多臓器不全を引き起こしてしまうのです。

さらに、口腔や鼻腔に病気があり、雑菌をたくさん持っている人はインフルエンザにかかりやすいうえ、重篤にもなってしまいます。歯周病や口腔感染症がある人たちは、インフルエンザの罹患率も死亡率も高くなっているのです。これらのことも日常の口腔の健康がインフルエンザや風邪感染の予防はもちろん、重篤な症状を回避するために有効とされる理由のひとつです。

大気汚染の要因である黄砂、ＰＭ２・５を防御する

中国では２０１０年に大気汚染が原因で健康を損ない死亡した人は１２３万人以上で、中国全体の死者の15パーセントを占めるという報道がありました（２０１３年４月２日付　共同通信）。

呼吸するたびに微小粒子状物質であるＰＭ２・５などの汚染物質が血液に流入するため、呼吸器系にとどまらず、脳や心臓の疾患も増加しています。有害物質を含んだ濃霧が最大で中国全土の４分の１を包み込み、全人口の５割弱の約６億人が影響を受けたのが２０１２年末から２０１３年初めにかけて。大気汚染に関わる発病率が例年と比較して20〜30パーセント増加しました。中国国内の２１８都市を調査した結果、空気の質が「悪い」「極めて悪い」都市が９割に達したとする報告書を公表したのです。北京や上海など経済発展が進んでいる都市だけでなく、地方都市でも大気汚染が

深刻化している実態が明らかになっています。

日本にとっても中国の大気汚染は対岸の火事とはいえません。偏西風にのって九州をはじめとする西日本で大気汚染の被害が広がりをみせています。口や鼻からの侵入を防ぐためにも、口腔ケアは不可欠です。

病気の発症や感染率は年齢、現在の健康状態、個人差などに大きく左右されます。風邪をひきやすい人、発熱しやすい人は少なくとも健康状態がよくないものです。自身の体調を上手にコントロールすること、つまり自己管理が大切なのです。自己管理がうまくなれば、風邪をひく回数も減りますし、大きな病気の引き金になる要因も減っていきます。

虫歯や歯周病は自己管理不全病です

虫歯や歯周病は自己管理不全病で、感染症のひとつです。特に歯周病は、サイレント・キラー（静かな殺し屋）とも呼ばれる世界で最も多い病気のひとつでもあります。

虫歯になるには4つの因子があります。

第1の因子が菌の存在。第2の因子が歯の質。第3の因子が糖の存在。第4の因子が時間です。これらの4つがかかわり合いながら虫歯や歯周病がつくられていくのです。

しかし、虫歯や歯周病がつくられるこれらのサイクルを遮断することは比較的簡単なことでもあります。なぜなら、朝起きてすぐの歯磨きをすればいいだけのことだからです。睡眠中に口腔内で10倍以上にも増殖した細菌のバイオフィルムを歯磨きで取り除いてください。たったこれだけで、虫歯がつくられるサイクルを遮断することができるのです。

歯周病は全身のトラブルと密接につながっている

世界で一番多い病気は歯周病です。また、世界で一番多い感染症は風邪です。歯周病は、サイレント・キラーとも呼ばれています。先にも述べた通り、「フロス・オア・ダイ（口腔の掃除をしますか、それとも死にますか）」という言葉があるくらい、口腔内の掃除は重要視すべきことなのです。

歯周病は口の中の病気です。また、風邪の入り口も口や鼻です。つまり、口や鼻の病気がさまざまな病気の引き金になっているということ。言い換えれば、口腔や鼻腔の問題は全身の疾患やトラブルと非常に密接につながっているわけです。

私が若い頃、「歯科は生死にかかわる科ではないから……」といわれたことがありました。当時の私は、自分が担当している歯科が、これほど深く全身にかかわりを持っているとは、理解していませんでした。しかし、口腔内の健康が全身の健康を保つ

ために どれほど重要なのかに、その後、気づかされることになりました。
例えば、病巣感染。病巣に侵入したウイルスや細菌などに刺激されたリンパ球や抗体が血流に乗って身体中を移動して、病巣とは遠く離れた場所でさまざまな病気を引き起こすことをいいます。口腔内の病巣といえば歯周病菌がまっさきに思い浮かぶでしょう。歯周病がある人は、病巣感染によって、流産の確率が上がりますし、糖尿病を合併しがちなこともわかっているのです。

メタボリックシンドローム

歯周病は、糖尿病や動脈硬化など、メタボリックシンドローム（内臓脂肪症候群）と関係のある病気とお互いに影響し合っていることがわかっています。メタボリックシンドロームとは、内臓脂肪型肥満（りんご型肥満）に加え、高血糖、高血圧、脂質異常などの危険因子が2つ以上重なり合った状態のこと。心筋梗塞をはじめ、心臓病のリスクが10～30倍に高まるとされています。メタボリックシンドロームの判定基準に当てはまる数が多い人ほど、実際に歯周病のリスクが高まるという研究結果も知られています。

心臓病のリスクが増大

歯周病は、心臓病のリスクを高めることもあります。歯周病の原因である細菌が血液中に入り、心臓などに感染を引き起こすケースがあるのです。心臓の内膜や弁膜に障害のある人に見られる細菌性心内膜炎は、そのほとんどが口の中にいる細菌です。予防のためには、口腔内を清潔にキープすることが不可欠なのです。また、歯周病の原因菌が心臓をとりまく冠動脈に感染すると、毒素や炎症を引き起こす物質が血栓になりやすくなり、動脈硬化を進行させるという指摘もあります。特に上あごの智歯（親知らず）を抜いた後、抗生物質を投与することにより心臓への感染を防ぐことがあります。血圧、コレステロール、中性脂肪が高めの人は、心臓病のリスクを遠ざけるためにも、まずは歯周病の予防からスタートしてください。

歯周病の重症化で糖尿病が悪化

糖尿病とは、血液中のブドウ糖濃度が高い状態が続くことで、体内の血管が傷つき、それによって末梢神経や腎臓、目の網膜など、さまざまな器官や臓器に異常が現れる病気です。

近年、ますます増加の傾向にあり、合併症をともなうことで死に至るケースもあります。歯周病があると血液中のＴＮＦ-αという生理活性物質が増加し、インスリンの働きを妨げて、血糖のコントロールが悪化してしまうことがわかってきました。逆にいえば、歯周病を治療することでＴＮＦ-αの増加を抑えれば、インスリンの働きが活発になり、血糖コントロールが改善されることになります。実際に、糖尿病患者に歯周病治療を行ったところ、血液中のＴＮＦ-α濃度が減少し、血糖値の改善が認められたことが報告されています（46ページのグラフ参照）。また、糖尿病予防の基本といえば、やはり「食事」と「運動」。そして、それを支えるのが口腔内の健康なのです。

虫歯と歯周病が歯を喪失する原因の90パーセントを占めています。特に50代以降の

歯周病治療によるTNF-αとHbA1cの変化

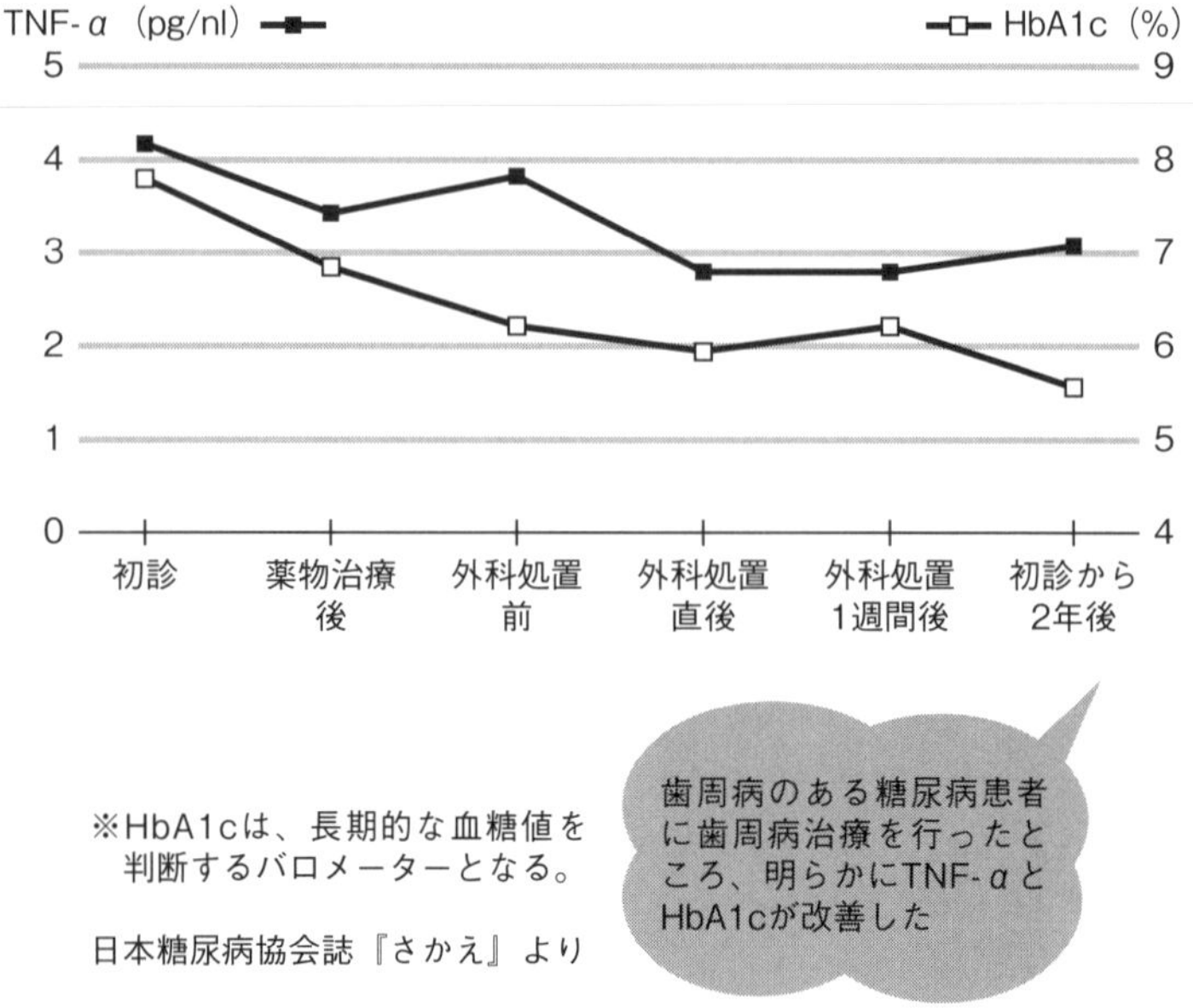

※HbA1cは、長期的な血糖値を判断するバロメーターとなる。

日本糖尿病協会誌『さかえ』より

場合では、歯周病が悪化して歯を失うケースが非常に多くなっており、高齢期の食生活に大きな支障をきたします。自分の歯が少なくなると、あまり噛まなくても食べられるやわらかい食べ物ばかりが食卓に並ぶことが多くなります。しかし、やわらかい食品には、ブドウ糖やショ糖など、吸収の速い糖質が多く含まれることが多く、血糖値を急激に上げるリスクがともないます。逆に噛みごたえのある食べ物は、食物繊維が多く、脂質や糖質の量は少ないものが多いため、ゆっくりと吸収されていきます。ゆっくりと吸収されるということは、血糖値を上げる危険性が少ない食べ物とされているのです。このようなことからも、糖尿病を予防するためには口腔ケアがいかに大切かを理解してもらえると思います。

そのほか、口腔と関連が強いとされる全身疾患には、肩こり・身体の歪み・高血圧症・脂質異常症（高脂血症）・脳卒中・自律神経失調症・めまい・耳鳴り・誤嚥性《ごえんせい》肺炎などが挙げられます。

口腔と鼻腔こそ健康の入り口、医療の入り口

身体が健康なのに病院へ行く行動は、世界を見渡しても稀なことです。そして、日本人は世界的に見ても薬好きな国民といえます。

しかし、よく考えてみてください。医療行為は修理です。身体のどこかが壊れてし

まったからこそ、修理に行くのです。病気でもないのに治療（修理）の必要があるのでしょうか？　メンテナンスや健康診断と称して、病院に行く必要がどれほどあるのでしょうか？

それよりもまずは自分で管理することです。自分の身体のこと、口腔内のことをもっと知ってください。自己管理を習慣化させ、そのうえで身体の不調が出てきた場合には、修理するために病院での治療を受けるという考え方をしていれば〝健康のつくり方〟へのアプローチ方法も自ずと変化していくのではないでしょうか。

また、病巣感染には「歯性（口腔）病巣感染」と「扁桃（上咽頭）病巣感染」があります。このことからも、口腔と鼻腔こそ健康の入り口であり、すべての医療の入り口ともいえます。

口腔や鼻腔を守ることで、ごく初期の段階でストップすることができれば、健康な状態をキープすることが可能となります。

朝起きてすぐの歯磨き、さらに次亜塩素酸水（129ページ参照）、鼻うがい（133ページ参照）を上手に取り入れて、健康づくりをしましょう。

2章

口と鼻が健康に果たす役割／基礎知識

食べるために必要なこと　咀嚼

あなたはよく風邪をひきますか？　発熱しますか？

健康にはそれぞれレベルがあります。このレベルは年齢・性別・個体差により違いがあります。遺伝的な要素や生活環境などにも左右されるものです。

健康な身体を手に入れるために非常に重要な部位は口腔や鼻腔、そしてその周囲です。そして詳しくは3章で述べますが、年齢は3歳までのケアがとても大切です。そこで、ここではまず口腔や鼻腔について基本的な知識をお伝えしていきましょう。

食べるために必要な動作として挙げられるのが「咀嚼《そしゃく》」と「嚥下《えんげ》」です。この2つの役割について紹介していきます。

咀嚼することの効用

「咀嚼」とは、食べ物をよく噛み砕くことをいいます。主に下あごと歯、舌を使い、食べ物をしっかり噛み砕き、唾液と十分に混ぜ合わせます。このことで、飲み込みやすい食べ物の塊（食塊）を形成するのです。

まず「よく噛むこと」だけでも私たちの身体に以下のようなさまざまな効用をもたらしてくれます。

・ストレス解消

よく噛むことで、ストレスホルモンが減ると同時に、ストレスを緩和させるセロトニンという神経伝達物質の分泌が増えます。

・消化がよくなる

食べ物を細かく噛んですりつぶすほど、消化吸収がよくなり、胃腸の負担が減ることになります。

・唾液がたくさん出る
よく嚙むことで唾液腺を刺激し、唾液の分泌量が増えていきます。唾液は食べ物を飲み込みやすくしたり、虫歯や歯周病を防いだり、発がん性物質の働きを抑えてくれます。

ゆっくり嚙んで食べることで満腹中枢を刺激し、食べすぎを防止することで、肥満予防につながります。心身が健康になることで、勉強や仕事に心身ともに全力投球で臨むことができるようになります。

・味覚が発達する
食べ物をよく嚙むことで、食べ物本来の味がよくわかるようになり、味覚が発達していきます。

・美しい顔立ちをつくる
あごの骨や筋肉が発達するため、歯並びがよくなったり、丈夫な歯茎が形成されます。顔面組織の運動が活発になり、血液の循環もよくなるため、顔色のよい豊かな顔立ちになっていきます。

・脳の働きをよくする

よく嚙むことで、脳の血流もよくなるため、脳が活発に働くことに。学習能力の向上や、認知症予防にも役立ちます。

・発音の主体は舌

口の中の働きがよくなるため、滑舌よく、はっきりとした発音で話しやすくなります。

よく嚙むことによる効用があるということは、逆にいえば、よく嚙めない、嚙まないことでさまざまな弊害が出てくるともいえます。

例えば、食べることができる食品の種類が減ってしまいます。嚙まなくても食べられるようなやわらかいものしか食べられなくなってしまいます。そのような食生活を続けていると、唾液の分泌が悪くなったり、あごの運動不足で筋力が低下したり、栄養のバランスが崩れるなど、健康状態、生活の質などに悪影響を及ぼしていくのです。

咀嚼は学び

それではどうして咀嚼ができなくなるのか、その原因はさまざまです。乳幼児や児童の頃にしっかり噛むという習慣を身につけなければなりませんが、最近は食生活の欧米化にともなって、あまり噛む必要のない食品が多くなってきましたし、これらの食品は子どもたちに好まれる傾向にあります。さらに、塾通いなどで（時間的）余裕がない子が増え、ひとりで急いでご飯を食べる機会が増えているのです。このような食生活を続けていると、噛まない習慣が身についてしまうことになりかねません。

一方、高齢者が噛めなくなる原因は、「歯の喪失」や「義歯（入れ歯）の不適合」、「咀嚼筋や舌の機能の低下」などが考えられます。つまりは「歯を失わないこと」がとても重要になってくるのです。歯を失えば義歯にすればよい、という考え方もありますが、義歯は健康な歯に比べて、噛む力は低下します。まずは歯を失わないこと、そして、きちんと噛んで食べることが、とても重要といえるのです。

咬み合わせは全身に影響を与える

幼年期から高齢期までの各年代で、咬み合わせは大きく変わる可能性があります。例えば、歯を喪失したまま放置していたり、やわらかい食べ物ばかりを食べたり、頬づえをつく癖を続けている、などによっても咬み合わせは変化していくのです。正常な咬み合わせのバランスを崩してしまうと、しっかりと食べ物を噛むことができないだけでなく、心と身体全体に悪影響を与えてしまうので注意が必要です。

乳幼児期・学童期の悪い咬み合わせで起こること

この頃の正しい咬み合わせは、歯並びと深く関係していきます。乳歯が生えたり、永久歯に生え変わったりとめまぐるしく歯並びや咬み合わせが変わる時期です。そして、歯並びや咬み合わせの基礎ができるとても大切な時期でもあるのです。この時期に歯並びや咬み合わせを悪い状態のまま放置しておくと、以下のようなことが引き起こされます。

・発音が悪くなる
・口呼吸を誘発させる（口呼吸については79ページ参照）
・あごが十分に発達しない
・顔の形成への悪影響
・表情が不自然になる
・硬い食べ物を避けるようになる
・指しゃぶりなどの悪癖によるあごの変形

成年期・壮年期の悪い咬み合わせで起こること

虫歯や歯周病などによって歯並びや咬み合わせが悪くなることがあります。そのほか、ストレスや、片側でばかり嚙むなど悪い生活習慣も影響してきます。

・肩こり、腰痛、頭痛
・姿勢の異常
・歯の摩耗や破折
・顔の歪みやあごの異常
・ストレス、歯ぎしり
・肥満
・口臭

高齢期の悪い咬み合わせで起こること

虫歯や歯周病によって、歯をなくしてしまうことが多くなる時期です。歯を喪失したまま放置しておくと、周囲の歯が動いてしまい咬み合わせのバランスがさらに悪くなる危険性があります。高齢期における悪影響は深刻な事例も多く含まれますので注意が必要です。

・認知症や老人性うつになりやすくなる
・誤嚥性肺炎を引き起こす
・肩こり、腰痛
・運動機能の低下

歯を喪失した高齢者の場合、適切な入れ歯をすることにより、驚くような改善例がいくつも見られます。例えば、認知症の患者さんで、自分の名前すらいうことができなかったAさん。歯の治療前は徘徊もしていました。しかし、適切な入れ歯をすることで、認知症も徐々に回復。2ヵ月後には時計を見て時間をいえるようになっていました。また、口唇の不随意運動（本人の意思に関係なく、口をモグモグさせること）が止まるといった報告もあります。

食べるときに必要なこと 摂食・嚥下の仕組みと流れ

嚥下とは、水分や食べ物を口に取り込み、飲み込んで胃へ送り込むまでの一連の流れのことを指します。

①食べ物を、歯を使って細かく砕き、唾液と混合して飲み込みやすい形状に整えます。

②続いて、舌を口蓋《こうがい》（上あご）に押しつけて食塊を咽頭に送り込みます。舌を円滑に動かすことが必要です。

③最後に気道の入り口を閉じ、食道の入り口を開けて、食べ物を食道内に送り込みます。そして、気道の入り口を再度開くことで、一連の流れとなります。

咽頭、つまりのどは食べ物の通路であり、空気の通路でもあります。ふだんは呼吸

気道と食道　嚥下の仕組み

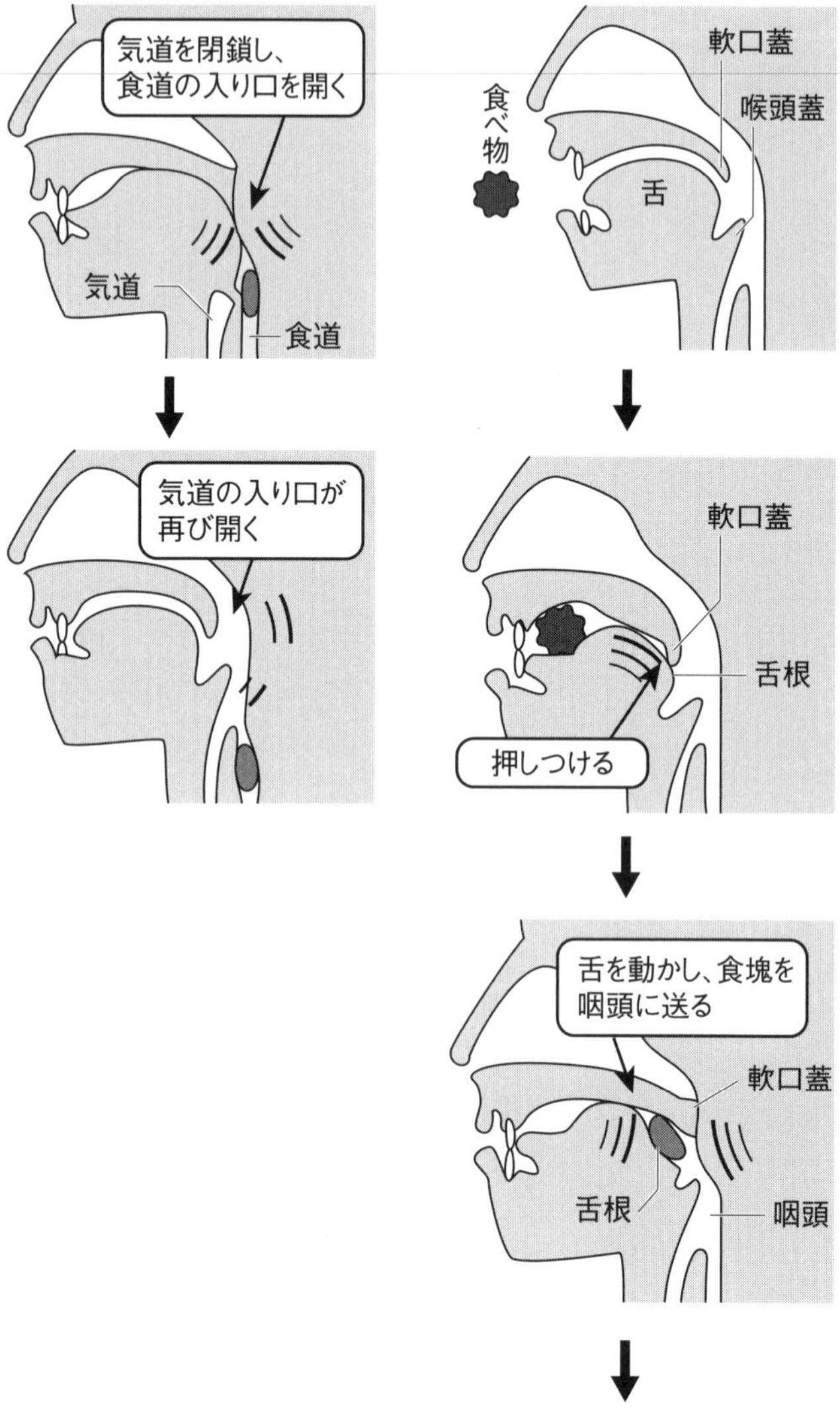

のために使われ、また会話するときにも使われます。このため、嚥下時には瞬時に気道を閉じるとともに、食道の入り口を開いて食塊が食道に流れるようにしなければなりません。

気道をうまく閉じることができなければ、水分などが気道に流れ込んでしまうことになるのです。

高齢者の肺炎の90パーセント以上は誤嚥性肺炎

嚥下がうまくできずに、空気の道と食べ物の道を上手に交通整理できなかった場合でも、健康な人であれば、〝むせ〟を起こし、気道への水分などの浸入を防ぐことができます。しかし、高齢などで、気道と食道の切り替えがうまくいかないと、食べ物がそのまま気道へと入ってしまい、誤嚥へとつながってしまうのです。

高齢者に多い誤嚥

誤嚥とは、食道に嚥下されるべき食べ物が咽頭部に停滞して、気道に落ちていくことを指します。元々トレーニングされていないことが多い咽頭部の反射は加齢とともに悪くなるため、高齢になると誤嚥を起こしやすくなってしまいます。

また、高齢者の肺炎の原因の90パーセント以上が誤嚥性肺炎といわれます。主な原因として、口の中（咽頭や喉頭）の粘膜に細菌の巣ができていて、細菌を含んだ唾液などの分泌物を誤嚥するケース。あるいは、睡眠中、胃食道逆流により胃内容物を誤嚥するケースなどが考えられます。

高齢者の誤嚥を防ぐための方法

歯や舌、あごやのどの筋肉といった口腔内の機能が衰えてくると、誤嚥以外にも、以下のようなさまざまな症状が引き起こされます。

・よく食べこぼす
・食べ物を口の中にため込む

一般的な誤嚥性肺炎発症の図

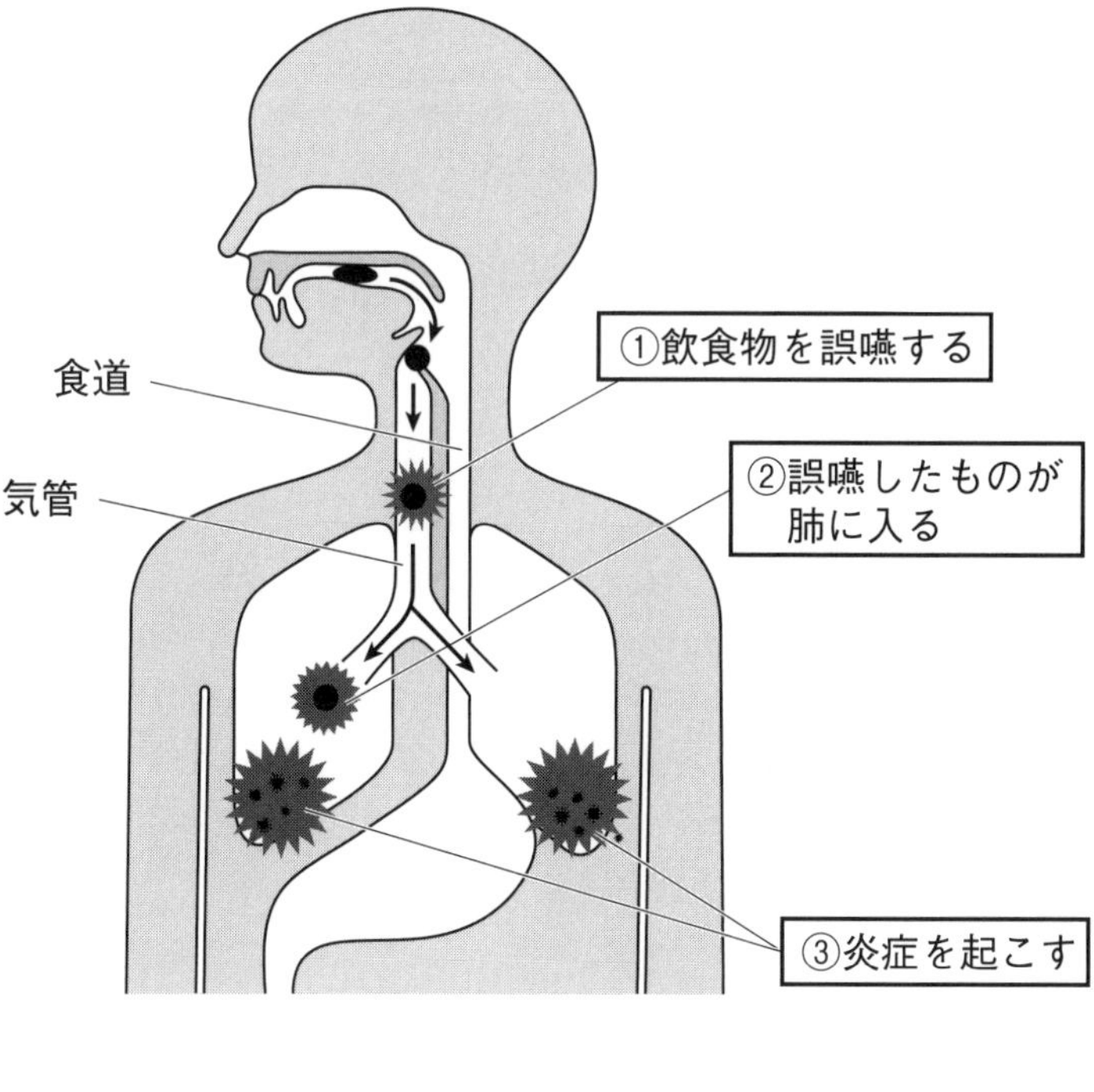

・食べ物をのどにつまらせる
・飲み込むときに痛みがある
・食事中によく咳き込む

これらの症状が見られた場合、自分でできる飲み込む（嚥下）機能をアップさせる方法を試してみてください。誤嚥防止対策としても効果を発揮してくれます。

まず、**おすすめしたいのは、「おしゃべり」**です。これは誰にでも、いつでもどこでもできる一番簡単な方法でしょう。実は、食べ物を飲み込むときと、おしゃべりするときには同じ筋肉を使っているのです。

一日中、ほとんど話をしないという状態が続くと、飲み込む機能が低下してしまい、誤嚥が起きやすくなってしまいます。

日頃から**ガムを噛む**というのも、咀嚼のよい訓練になります。そのほか、**カラオケで歌う**のもおすすめです。

また、食事習慣として注意してほしいのが、**食事中に水分を摂りすぎない**ということです。食後に1杯のお茶を飲む程度であれば、口の中をキレイにする効果もありますので、奨励できます。しかし、必要以上に食事中に水分を摂りすぎると、唾液の分泌量が減ってしまいます（唾液は口腔内にさまざまな効用をもたらす働きを持っています。こちらについては後述します）。すると、口腔内が乾きまた水を飲むという悪循環に陥るのです。高齢者のドライマウス（口腔乾燥症）や、舌痛症も同じような悪循環になっているケースが多く見受けられます。

高齢者だけでなく、唾液腺を発育させるためにも、食事中の過度な水分摂取は控えたほうが望ましいといえるでしょう。

そのほか、舌挙上練習や嚥下練習を行うことで、誤嚥の防止のみならず、老化防止対策にも貢献します。4章137ページからの「口まわりの筋トレ」も効果を発揮しますので、参考にしてみてください。

唾液が持つさまざまな役割

唾液は口腔内に複数存在する唾液腺によってつくられ、唾液腺導管を通って口腔内に分泌されています。唾液腺には主に耳下腺《じかせん》、顎下腺《がっかせん》、舌下腺《ぜっかせん》の3つである大唾液腺と、唇の裏や上あご（口蓋）に多数分布する小唾液腺が存在します。それぞれの唾液腺からは2種類の唾液が分泌されていますが、それぞれ異なった成分や働きを持っています。

また、飲食時などの刺激を受けたときに分泌される刺激唾液と、そうでないときに分泌される唾液では、分泌される2種類の唾液量の割合も異なります。刺激唾液はサラサラした唾液（漿液性《しょうえきせい》唾液）の割合が多くなっています。

消化吸収を助け、体内の働きをサポートする漿液性唾液

漿液性唾液は主に耳下腺から分泌されるサラサラとした唾液ですが、顎下腺からも分泌されます。唾液の分泌は自律神経にコントロールされているのですが、この漿液性唾液は主に副交感神経がコントロールするもの。副交感神経は、自律神経のひとつで、リラックス状態のときに活発に働く神経です。このため、漿液性唾液もリラックスした状態でいるときに分泌されやすい唾液といえます。逆にいえば、イライラしたり、緊張が続いた状態では分泌されにくくなります。また、漿液性唾液は飲食時に多く分泌されます。唾液に含まれる消化酵素で、でんぷんを主に分解する唾液アミラーゼ（プチアリン）などを多く含有し、食べ物を湿らせて飲み込みやすくしたり、口腔内を中性に保つ性質があります。

侵入してきた細菌と闘い、健康をサポートする粘液性唾液

舌下腺から主に分泌されるほか、顎下腺からも分泌されるのが粘液性唾液です。緊張したときに活発に働く自律神経である交感神経によってコントロールされているため、イライラしたときや緊張時に分泌されやすくなります。強いストレスを感じてい

るときに口腔内がネバつく感覚がある人もいるはずです。それが粘液性唾液で、ムチンというネバネバ成分が含まれています。これは粘性たんぱく質で、全身の粘膜、眼球、消化器の内壁、関節液なども同じくムチンを含んでいます。この成分は、細菌を絡め取り体内へ侵入するのを防ぐとともに、粘膜の保護や保湿などを行う作用があります。

唾液の持つ働き

口の中の健康を維持する　唾液の持つ働き①

常に外部からの細菌の侵入や乾燥などにさらされている口腔内。唾液は口腔内粘膜や歯を守るためにさまざまな働きをしながら、口の中の健康を維持しています。

・口腔内の粘膜を保護する

まずは外界から侵入する異物を口腔内で喰い止め体内への侵入を防ぎ、排除する働きです。口腔内粘膜の表面は、唾液に含まれるムチンという粘性たんぱく質で覆われます。ムチンには、乾燥を抑える保湿効果があるほか、食べ物など外部からの刺激から口腔内の粘膜が傷つかないように保護する以下のような役割を果たしてくれます。

・細菌の増殖を抑制

口腔内には多種にわたる常在細菌が存在します。これらは人間が生まれてすぐに繁殖しはじめ、互いにバランスをとりながら共生しているのです。そして外部から他の細菌が侵入したときには、バリア機能を発揮して口腔内環境バランスのキープに貢献しています。

しかし、口腔内環境が悪化してバランスが崩れてしまうと、有害な細菌が増殖をはじめ、これにより、虫歯や歯周病が引き起こされ、さらには全身機能にかかわる病気の原因にもなりますので、常に口腔内の洗浄を心がけることが大切となります。

歯の構造

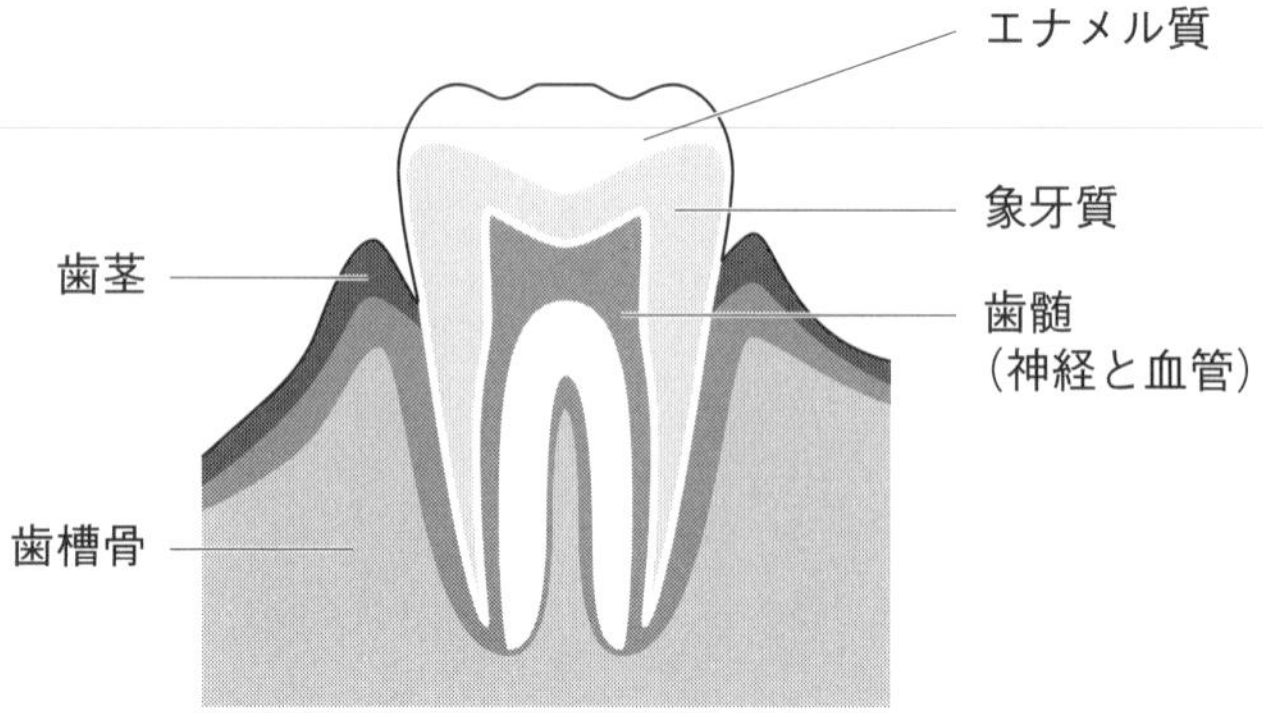
エナメル質
象牙質
歯茎
歯髄
（神経と血管）
歯槽骨

プラークpHと脱灰・再石灰化

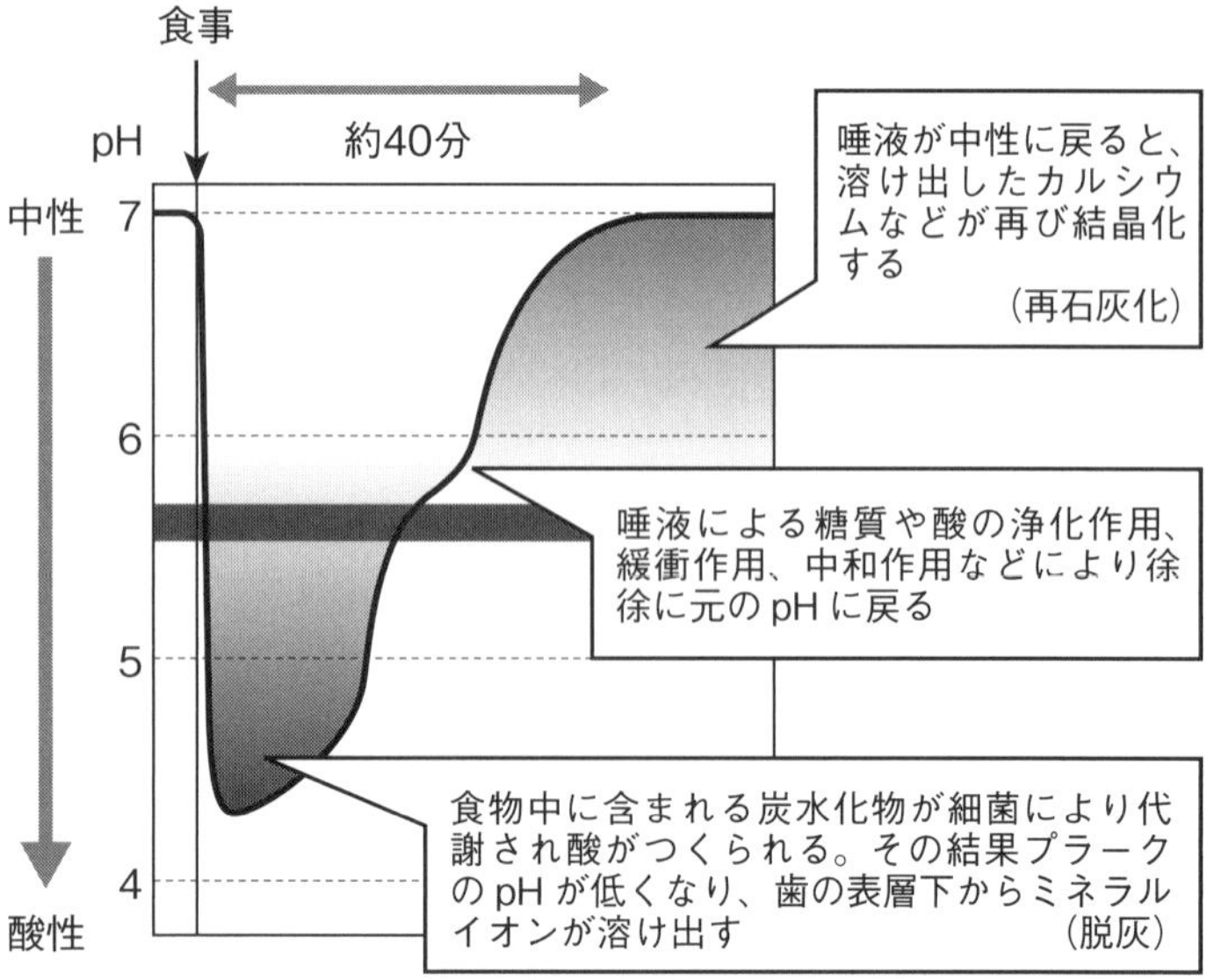
食事
約40分
pH
中性
7
6
5
4
酸性
唾液が中性に戻ると、溶け出したカルシウムなどが再び結晶化する
（再石灰化）
唾液による糖質や酸の浄化作用、緩衝作用、中和作用などにより徐徐に元の pH に戻る
食物中に含まれる炭水化物が細菌により代謝され酸がつくられる。その結果プラークの pH が低くなり、歯の表層下からミネラルイオンが溶け出す
（脱灰）

・歯の再石灰化を促進

歯は表面をエナメル質という水晶と同等の硬さがある素材で覆われています。しかし、このエナメル質は酸に弱く、酸が強い環境のなかにいると容易に溶けてしまうのです。さらに虫歯の原因菌とされるミュータンス菌などの細菌は、酵素を使って歯に付着した食べカス内の糖を酸に変化させてしまいます。そのまま放置してしまえば、酸に弱い歯表面のエナメル質が溶け出し、虫歯へと進行してしまうわけです。

しかし、ここでも唾液が活躍してくれます。唾液にはカルシウムやリンなどのミネラルが多く含まれるため、これが常に歯を修復してくれているのです。この働きは、「歯の再石灰化」といわれ、虫歯の進行を防いでいます。

・口腔内のpH緩衝機能

口腔内は通常、中性を保っています。しかし、食事をした後にはとても強い酸性の状態になっているケースがあるのです。仮に口腔内が常にその高い酸性の状態であれば、歯は簡単に溶解してしまいます。

そこで、唾液中に含まれる重炭酸塩やリン酸塩などの成分が働き、酸性になってしまった口腔内を30～40分かけて食前の状態に戻して、虫歯になるのを防いでいるのです。この働きのことを、pH緩衝機能といいます。また、食道が酸性になった場合にも唾液は中性にする働きをしています。

消化を助け飲み込みやすくする　唾液の持つ働き②

一日のうちで唾液がもっとも分泌されるのは、物を食べるときです。このとき唾液は、含有している唾液アミラーゼという物質で、口腔内に入ってきた食べ物のでんぷんを分解し、麦芽糖に変質させて体内に吸収しやすい状態をつくってくれるのです。

また、食べ物を咀嚼していると口腔内で唾液と混ざり合っていきますが、このとき唾液が食べ物を包み込み表面がやわらかくなるのです。これにより私たちは、食べ物をより飲み込みやすくなっているのです。

食べ物の味を感じやすくする　唾液の持つ働き③

食べ物の味を感じるのは舌にある味蕾《みらい》という組織です。味蕾のなかにある味細胞が味物質を受けることで味の情報が脳へと伝わり、「甘い」「酸っぱい」といったいろいろな味を感知できるのです。このとき食べ物の味は、唾液の中にまず溶け出します。それを味蕾が感知することで味の情報が脳へ伝達されます。仮に何らかの原因で、唾液の分泌が減ってしまうと食べ物の味がよくわからなくなる、という状態になることも考えられます。食べ物を美味しく感じるのも唾液のおかげであり、味を感じることで、さまざまな食材や料理を楽しむことは「食事」の重要な要素となっているのです。

全身の健康を守るバリア機能　唾液の持つ働き④

唾液は細菌を口から体内へ侵入させないバリア機能を果たしています。唾液中には、ラクトフェリン、免疫グロブリン（ＩｇＡ）、リゾチーム、ペルオキシダーゼ、ヒスタチンなど、さまざまな抗菌因子が含まれています。これらは、生態防御機能として口腔内に侵入してきた細菌の毒性物質を攻撃、毒性物質の無力化をはかるなど細菌の増殖を抑制してくれます。

そのほか、唾液中に含まれるムチンは、食べ物の中の細菌を凝集させて口腔内から排出させる作用も持っています。

また、唾液は食べ物に含まれる発がん性物質が出す活性酸素を減少させる機能も認められています。その代表成分が唾液中に含まれるペルオキシダーゼ、カタラーゼ、アスコルビン酸（ビタミンC）などです。

老化防止　唾液の持つ働き⑤

唾液中にはIGF－1という物質が含まれています。これは成長ホルモンの刺激の結果分泌されるものですが、健康維持や老化防止に役立つとされています。また同じく唾液内に含まれるパロチンという成分は、筋肉や骨の発達を促進させるほか、白内障の進行を遅らせる効果も知られています。

唾液の分泌が悪くなる原因とセルフ・ケア

唾液の分泌が悪くなる原因

唾液は、私たちの健康には欠かせないものであることが理解できたと思います。しかし、近年、口の中が乾くという「ドライマウス（口腔乾燥症）」で、唾液の分泌量が減ってしまう人が増えているようです。唾液の分泌が減るのにはさまざまな原因がありますが、主に生活習慣や環境によるものと、病気によるものが考えられます。

・生活習慣や環境によるもの
　＊口呼吸　＊ストレス
　＊口腔内の不衛生　＊乾燥した室内
・病気によるもの
　＊シェーグレン症候群（外分泌腺の障害により、口腔や眼球の乾燥を引き起こす病

気）

＊エイズ　＊糖尿病

＊パーキンソン病

・その他

＊血圧降下剤や抗うつ病薬の副作用　＊加齢

唾液の分泌が悪くなったときの主な症状

唾液の分泌が悪いことで引き起こされる症状は以下のようなものがあります。このような症状が続くようであれば、78ページの「唾液腺マッサージ」や「舌の運動」を行うなどのセルフ・ケアとともに、専門家への相談をおすすめします。

・口が乾く　・口角炎ができる

・口腔内が痛い　・食べ物が飲み込みにくい

・口内炎になりやすい　・食べ物の味がよくわからない

・舌や唇がひび割れる　　　　　・口臭がする
・会話がしづらい　　　　　　　・虫歯や歯肉炎になりやすい
・カンジダ症になりやすい（カンジダ菌の疾患。皮膚や粘膜の炎症、不快症状が見られる）

唾液を分泌させるのに有効とされる食品

まずは何といってもやわらかい食材よりも、ある程度噛みごたえのあるもののほうが、咀嚼する回数が増えるため、おのずと唾液も多く分泌されます。ガムを噛むことを習慣化することもおすすめの方法です。

そのほかにも、食品によって唾液の分泌量が異なりますので、覚えておくといいでしょう。

・酸味のあるもの

梅干しやレモンなどに代表される酸味のある食べ物には、クエン酸が含まれています。このクエン酸に口腔内が刺激されて唾液の分泌が促進されます。

唾液の分泌をよくする唾液腺マッサージ

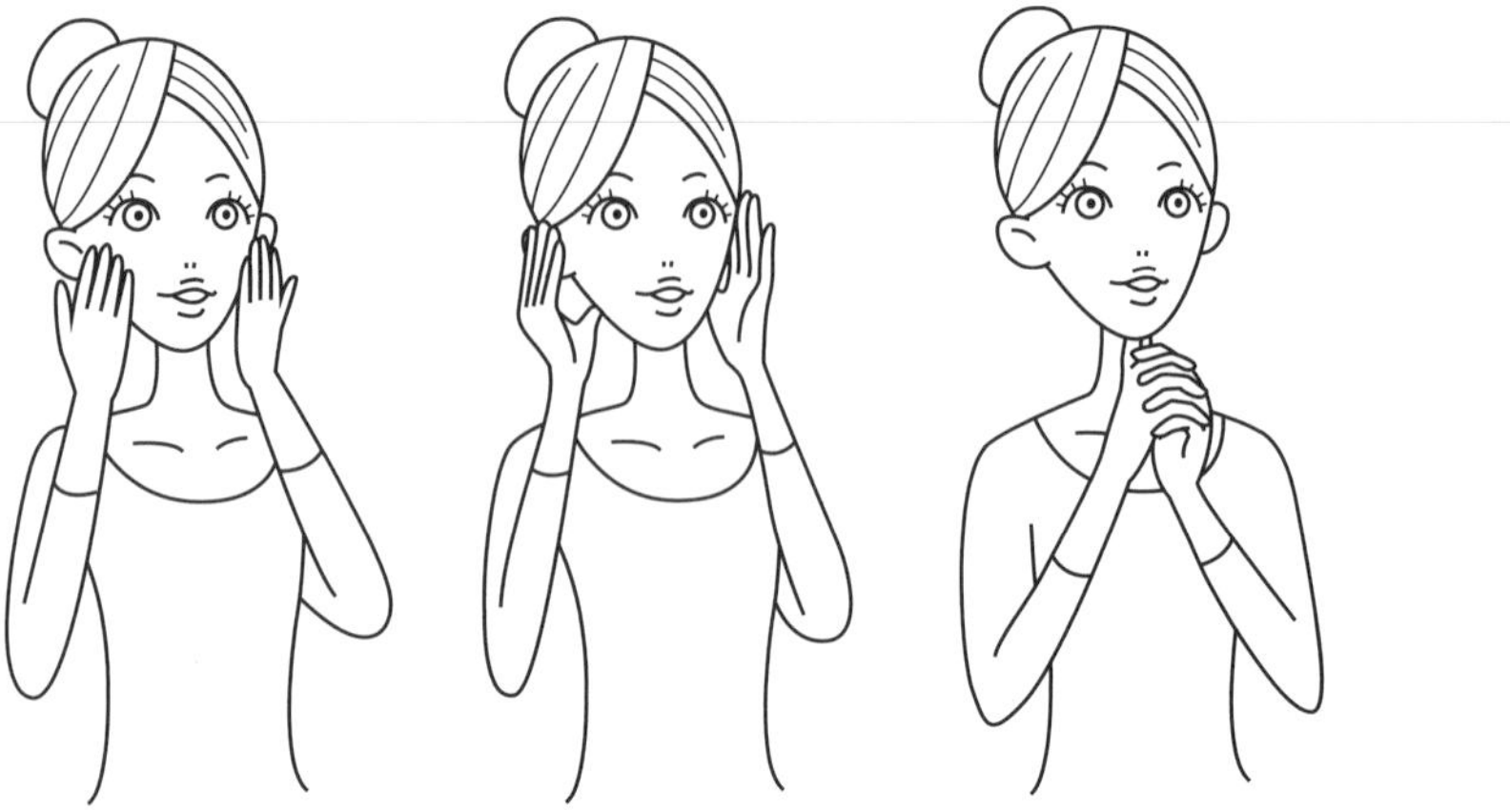

①耳下腺
指全体で耳の前、上の奥歯のあたりを後ろから前に円を描く。

②顎下腺
親指をあごの骨の内側のやわらかい部分に当て、耳の下からあごの下までを順番に押す。

③舌下腺
両手の親指をそろえて、あごの下から軽く押す。

唾液の分泌をよくする舌の運動

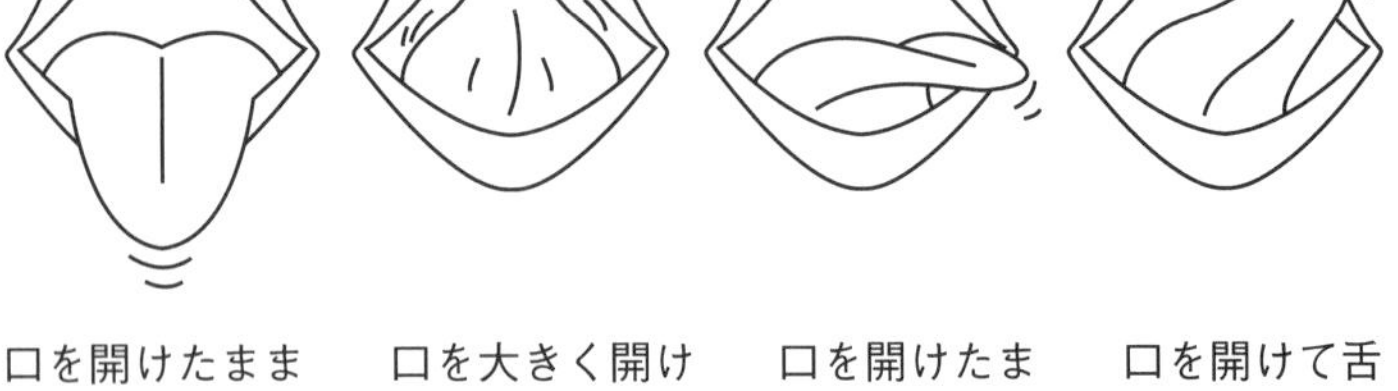

口を開けたまま舌を前方に突き出す。

口を大きく開けて舌を上あごにつける。

口を開けたまま舌を左右に出す。

口を開けて舌先で唇をなめる。

・納豆
納豆に含まれるポリグルタミン酸には高い保湿効果があり、唾液分泌を持続的に促す効果も知られています。ポリグルタミン酸は保湿効果が高いため医療、医薬品、健康食品、化粧品など、幅広い分野で利用されている成分です。

・昆布
昆布に含まれるアルギン酸が口腔内を保護するほか、保湿効果も発揮してくれます。

口での呼吸がさまざまな病気を引き起こす原因

舌の正しい定位置を知っていますか？

「あなたは〝舌〟が口の中のどこにあるか知っていますか？」

私がセミナーの生徒さんや、初診の患者さんによくする質問です。みなさん唐突な質問に困った顔をしてしまいます。ふだんの生活では、意識することはないでしょうが、本来、舌の先があるべき場所というのが決まっているのです。この位置のことを「スポット」と呼びます。つまり舌の先をいつもつけておく定位置のことです。具体的には「上あごの前歯のちょっと後ろ」になります（81ページイラスト参照）。

舌の位置はとても重要です。テレビでも舌足らずな話し方をするタレントがいますが、あれは赤ちゃんのときに口の運動（哺乳。詳しくは3章参照）が不十分だった証拠なのです。舌を正常な位置でキープできなければ、食べ方、話し方、カプセルや粉薬が飲めないなど、成人してからも、口腔内のみならず、身体全体の健康にまで影響を及ぼすのです。

舌を正しい位置である「スポット」に置けない大きな原因のひとつに、「口呼吸をしがちである」ということが挙げられます。

それ以外の原因としては以下のようなものが挙げられます。

・上あごの幅が狭い

スポットの位置

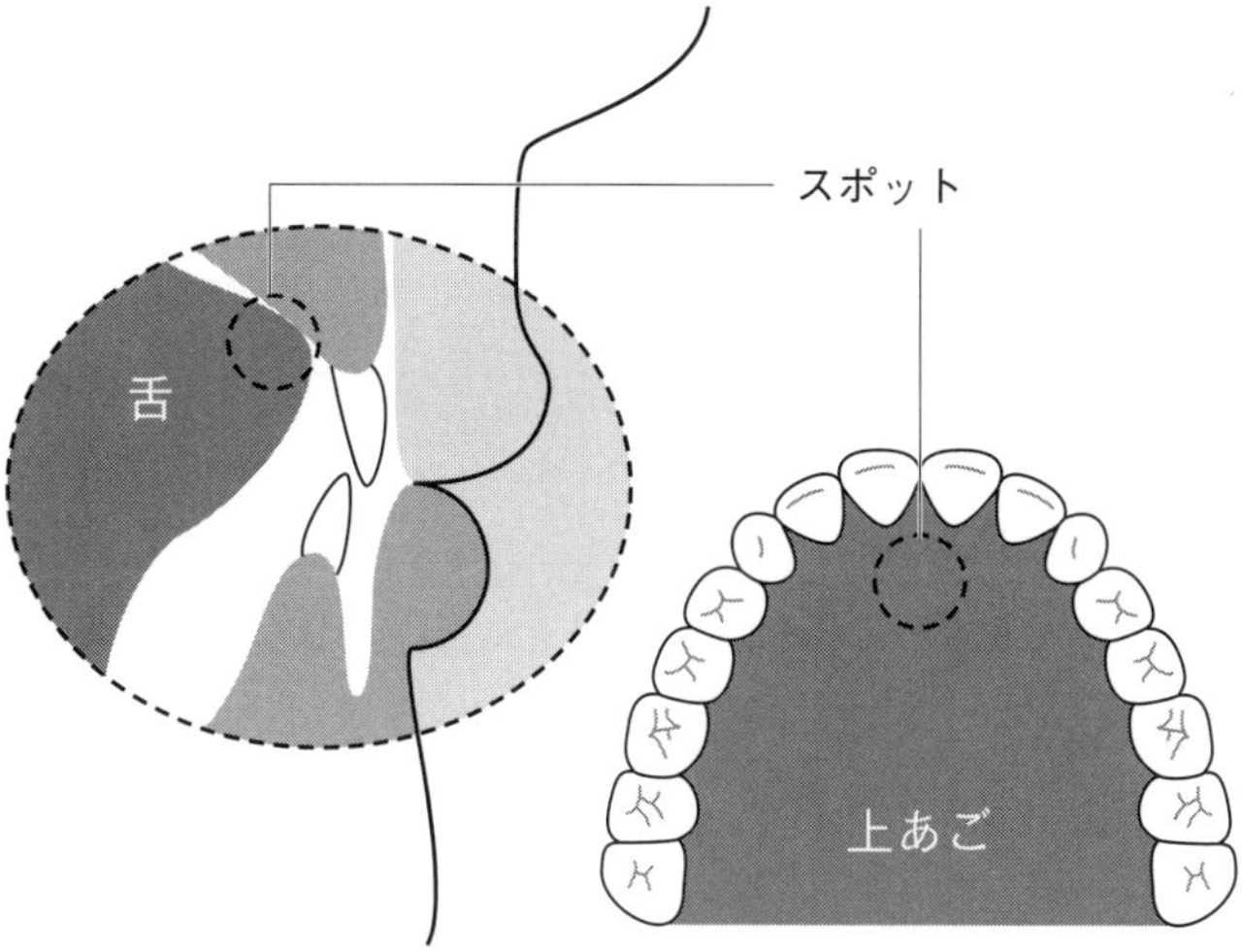

悪い例

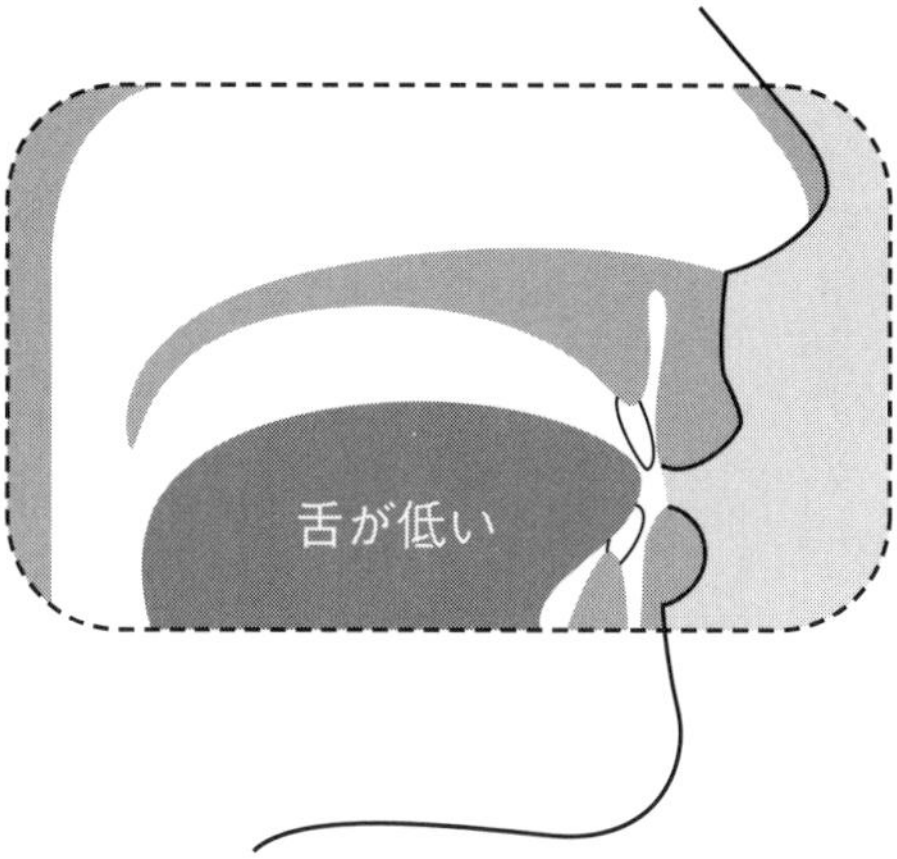

上あごの幅が狭いため、舌を上あごに収められず、低い位置に置いてしまいます。

・舌の裏側のスジの付着異常（舌小帯強直症）

舌小帯（舌の裏側のスジ）の異常により、舌が伸びないため正しい位置に置くことができません。また、舌が伸びきらないため、舌先がハート形になっているのも舌の裏側のスジの付着異常と考えられます（詳しくは103ページイラスト参照）。

・口まわりの筋肉が弱い（口唇閉鎖不全）

口まわりの筋肉（口輪筋）が弱いため、唇が閉じられない状態です。外側から歯を押さえる力がないので、上顎前突（出っ歯）や開咬になってしまう可能性もあります。口輪筋を鍛えれば改善できるので、144ページからの口まわりの筋肉を鍛えるトレーニングをおすすめします。

上あごの幅が狭い、舌小帯強直症が考えられる場合は、かかりつけの歯科医などの専門家に相談してみてください。

鼻呼吸と口呼吸の違い

このように口呼吸をしがちな人は、舌をスポットに置くこともできません。舌をスポットに置かなければ、逆に口呼吸になってしまうともいえます。

近年、口呼吸をする人が増えているようです。小さな子どもたちにもこの傾向は見られるのです。口呼吸は全身の健康にも悪影響を及ぼします。ここでは、まず鼻呼吸と口呼吸はどのように違うのかを簡単に説明していきましょう。

・鼻呼吸とは？

空気は鼻から吸い込んで、鼻から出すのが正しい呼吸法です。鼻道には鼻毛があり、ホコリなどで汚れた空気を清浄にするフィルターの役目を果たしています。そのほかにも体温の36度に加温するとともに湿度（水分）を与える作用もあります。

鼻で呼吸をする場合、空気中のホコリの約70パーセントが除去されます。キレイでほぼ100パーセントの湿度を含んだ空気が肺へ吸い込まれることになるのです。

・口呼吸とは?

口呼吸とは、口で空気を吸い込み、口から空気を吐き出す呼吸のことをいいます。口呼吸の場合、鼻呼吸のようにフィルターとなるものがないため、ホコリを含んだ空気が外界の温度のまま直接気道に入り込みます。加湿も、ほとんどされることはありません。口呼吸をしている人の中には、そのことを認識していない人も多くいるようです。

口呼吸が及ぼす全身への悪影響

動物にとっての自然な呼吸は本来、鼻から吸って鼻から出す「鼻呼吸」です。生まれたばかりの赤ちゃんが鼻でしか呼吸できないのが、その証拠です。鼻の粘液には抗菌作用のあるさまざまな成分が含まれています。このため吸い込んだ空気に含まれている細菌・ウイルスが体内に入らないように、ここで防御する機能を持っているので

鼻呼吸と口呼吸の舌の位置

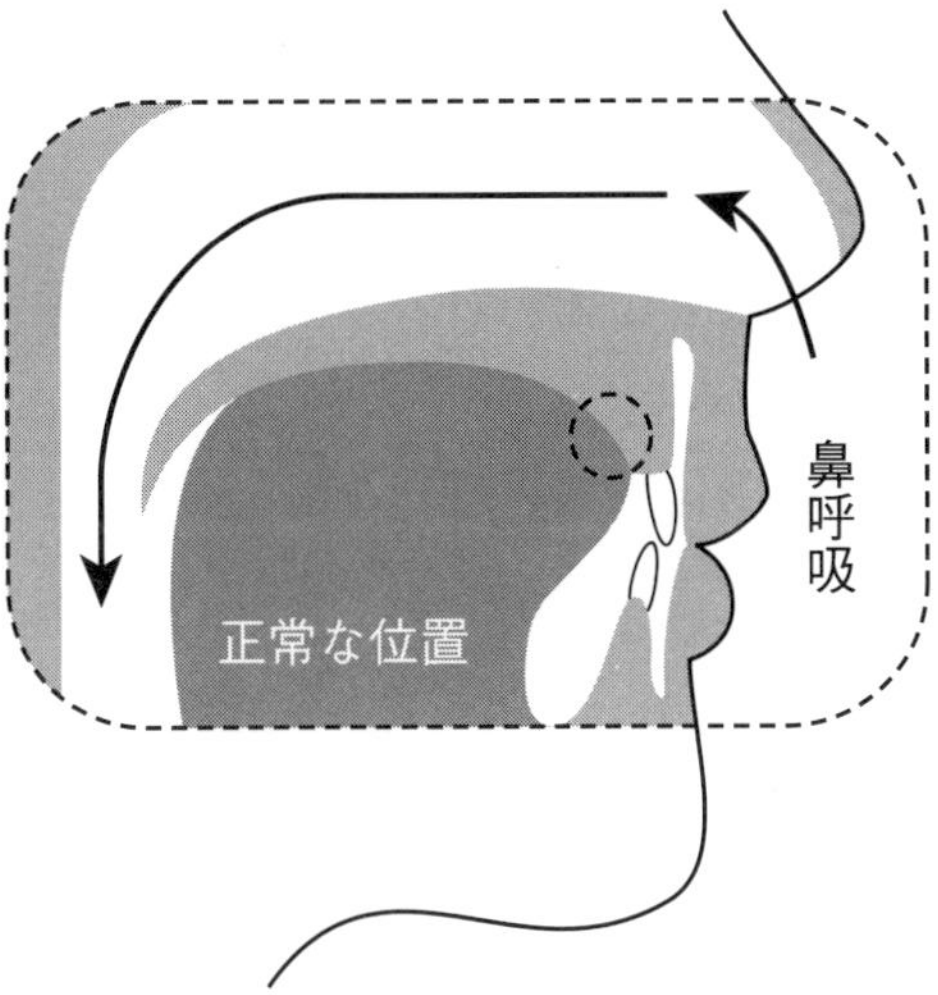

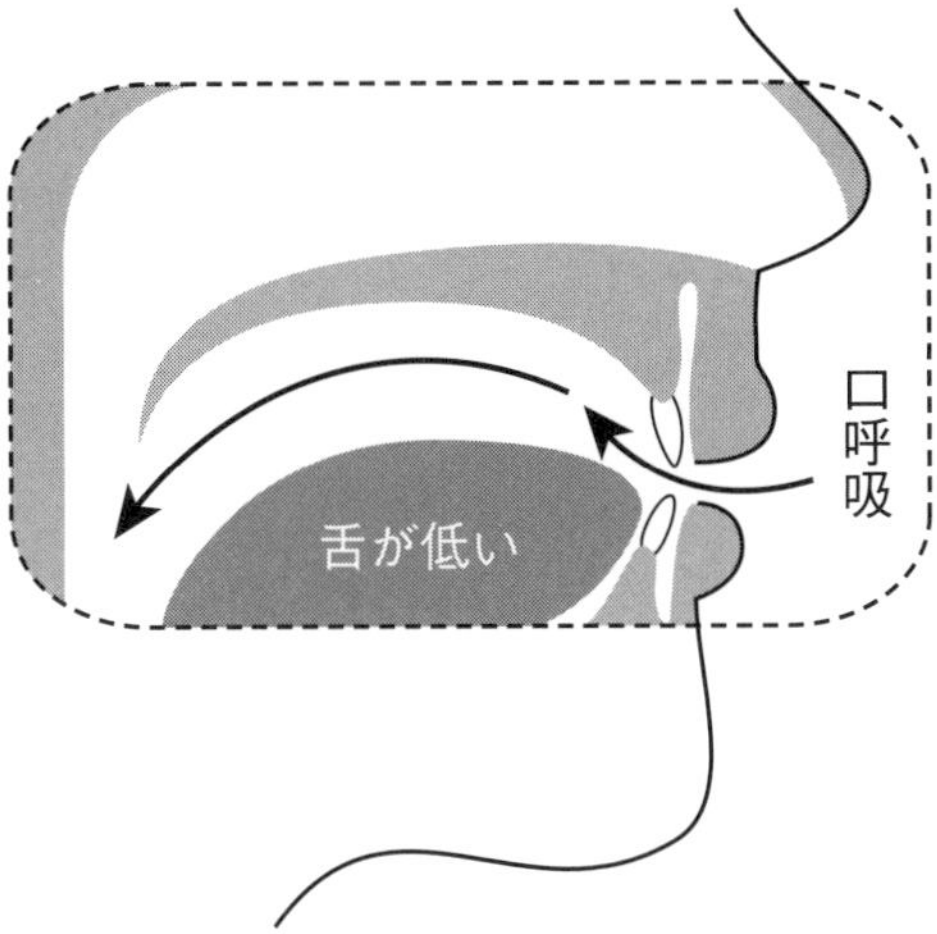

す。鼻毛や鼻粘膜上の細かな線毛は、呼吸をするとき、最初に細菌・ウイルスを網にかける働きがあります。

一方の「口呼吸」では、のどが乾燥し、細菌・ウイルスも防御されることなくそのままの状態での空気が肺に送りこまれてしまいます。これにより、細菌・ウイルスへの感染・炎症を引き起こすことも考えられます。のどにあるリンパ組織（扁桃）が直接ダメージを受けますので、そのダメージが限度を超えてしまうと慢性的な細菌感染状態に。すると身体全体の免疫機能が低下し、風邪をひきやすくなったり、喘息、アレルギー、アトピーなどを起こす引き金になる危険性も出てきます。

さらに口呼吸で口の中が乾燥すると、唾液の分泌量の不足も起こります。唾液には、鼻の粘液と同様、抗菌作用のある成分や、粘性で細菌を防御する成分も含まれています。唾液の量が減るということは、抗菌作用のある成分が減るということですから、細菌が排除されにくくなる可能性があるのです。通常なら唾液で流されるべき細菌が口腔内に残ってしまい、歯周病や口臭の原因になることもあります。

もちろん歯にも悪影響を及ぼすことはいうまでもありません。健康な人ならば唾液による自浄作用、緩衝作用などがあり、口腔内の細菌の活動が抑制されます。さらに唾液中のカルシウムやリンにより、初期虫歯の再石灰化が起こり修復も行われます。ところが、口呼吸の場合は、唾液がすぐに乾いてしまい細菌の活動を抑制しきれませんので、再石灰化もなかなかできなくなり、虫歯、歯周病を進行させてしまいます。咬み合わせへの影響も大きな問題です。口呼吸をしている人は、おのずと口が開いている時間が長くなっていきます。すると口のまわりの筋肉が緩み、前歯が、舌の力で前に押し出されます。奥歯を嚙みしめても上下の前歯が咬み合わない「開咬」や「上あご前突（出っ歯）」になるケースも考えられます。

口呼吸は、片方だけで物を嚙む「片嚙み」や横向き寝を促すこともあり、姿勢や骨格の歪みにまで影響があることも報告されています。そのほか、いびきをかきやすいことも知られています。これは口呼吸のため就寝中に口を開けていることと、舌の位置がのどのほうに下がるためです。さらに舌が下がってしまうと、気道を塞いで無呼吸の状態になる「睡眠時無呼吸症候群（ＳＡＳ）」に進行する可能性もありますので、注意が必要です。

3章

一生の健康に口腔ケアが与える影響

外から見えない口の中の成長

子どもの身体の発育・成長は目に見えますし、著しいものがあります。特に身長などは顕著でしょう。しかし、口の機能の発育である「嚙む」「飲み込む」という動作は外から見えるものではありません。

大人はふだん何気なく、口の中で食べ物を嚙んだり、飲み込む動作を行っています。しかし、赤ちゃんにはこれができないのです。この一連の動作を学ぶことが生まれてまもなくの0~3歳の時期なのです。誕生から3歳までというのは、哺乳から離乳の時期です。この時期に、いかにあごや舌、口の周囲の筋肉を使ってきたかということがとても重要なポイントとなってきます。特に哺乳期は重要です。この時期に培われたことが、後々、その子の一生を左右するといっても過言ではないのです。赤ちゃんは自然に学んでいきます。しかし、親御さんがそれを手助けできれば、より上手

発育曲線

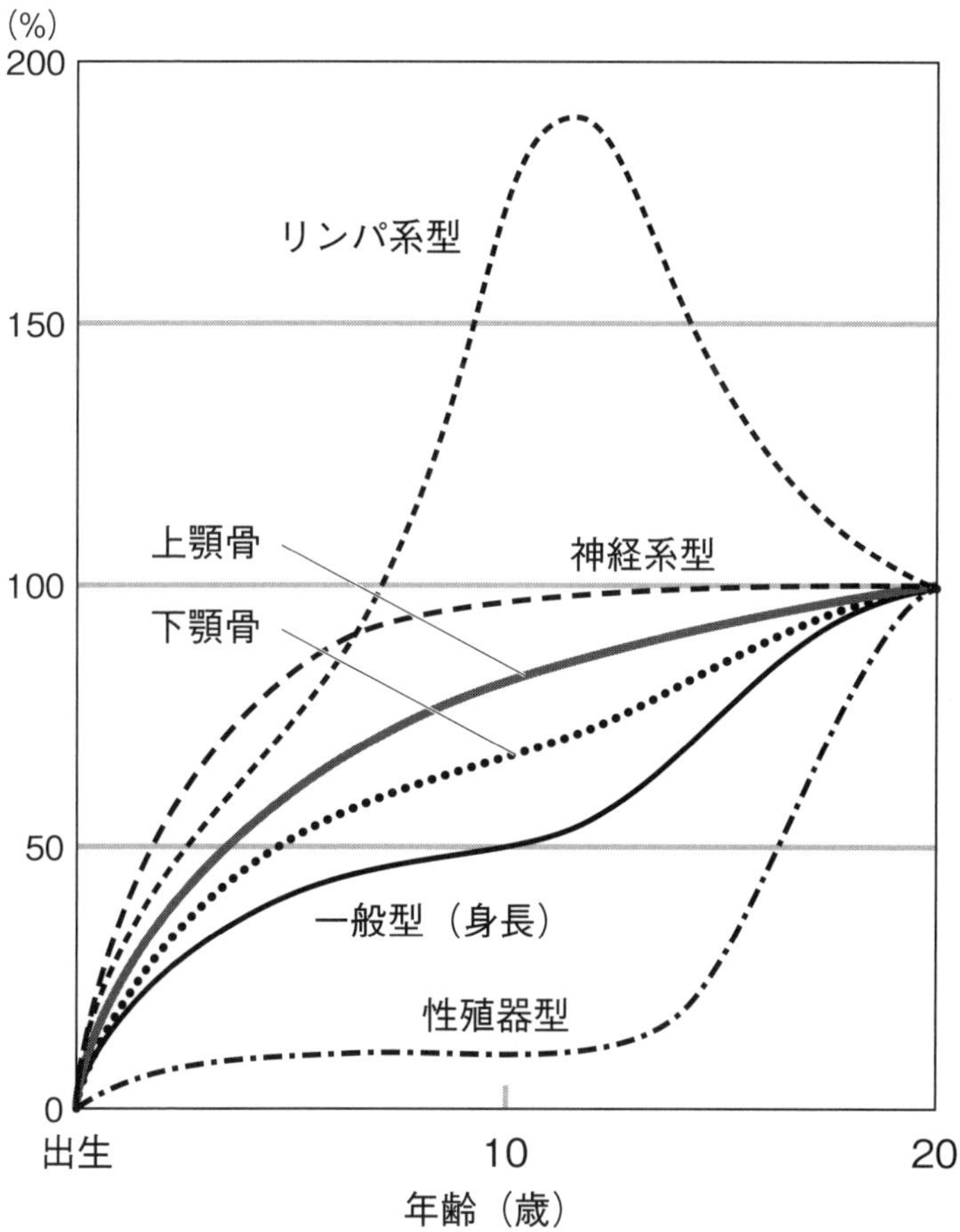

臓器によって発育の時期・速度あるいは推移などが異なる。成人になってからは徐々に下降線を描いていく（HarisとScammonによる）。

に学ぶことができるはずです。決して「早く」「急いで」学べるのではありません。間違いなく確実に学ぶことができるのです。

親は幼児期の敏感期を知っておく

幼児期に「敏感期」という大切な時期があります。この敏感期の存在を知っているか否かで、子どもを見る目がずいぶんと違ってきます。言い換えれば、子育てが楽しくてたまらないか、つまらないかに大別する鍵にもなってくるものです。

例えば、むずかっている赤ちゃんに、ある親はその原因を知ろうともせず、赤ちゃんの顔を見ようともせず、自分の思い通りに扱おうとします。もうひとりの親は、むずかる原因を知ろうと、赤ちゃんの泣き止んだ瞬間や喜んだ顔をきちんと観察していきます。子どもが成長していく過程を上手に見守ることで、親も同時に成長していくのが子育てです。子どもが敏感期を迎えているということは、その親自身も同時に子育ているのです。

子どもの不機嫌な反応は、敏感期にある子どもが何かに強い興味や関心を抱いたにもかかわらず、大人の鈍感さによって、その興味が断ち切られたときに主に現れます。子育てをしている人は、幼児期特有の行動や感受性をよく知っている人、幼児期特有の不思議な行動をする意味を理解して見守ってあげられる人であるべきです。

小さな子どもが今、目の前でしている大人には理解しがたい行動を見守るだけでいいのです。子どもが学んできたことを、家庭で壊してしまっては学習の意味がありません。親も同時に学ぶ必要があるのです。そして、子どもの変化に親はもっと敏感になってください。

特に、幼児期の健康については、親がしっかりと観察し成長を見守る必要があります。敏感期を楽しく過ごし、日々の成長、身体の変化に気を配れるようになれば、子育てもうまくいくはずです。子育てがうまくいけば、口腔の健康はもちろん、子どもの健康をどのようにしてつくるかという課題も簡単になっていくのです。

特に口の中は、外からは見えない場所です。子どもの口腔内はどのように変化していくのかをしっかりと感じ取ってください。

6歳と12歳の歯列の成長は2～3ミリ

6歳と12歳といえば、小学校入学から卒業までの間です。この間の身長を比べると、20～30センチ、あるいはそれ以上の差があってもおかしくありません。

ところが、口腔内の歯列の成長はわずかなものです。前方の3番目の歯同士の間で5ミリ、後方の6番目同士の間でわずかに2ミリほどの成長しかないのです。

矯正治療をためらっている親御さんに、このことを説明すると、みなさん一様に驚いた顔をされています。「様子を見ましょう」といわれたのであれば、その根拠は何か、なぜなのかを知る癖をつけてください。そのうえで内容をきちんと把握してから、治療に進むなり、様子を見るなり、納得したうえでそれぞれの行動をとってください。

子どもの歯列矯正の意味を理解する

ここで少し、子どもの歯列矯正について話しておきたいと思います。

まず親御さんに理解してほしいのが、

「何のために子どもたちに歯列矯正をさせるのか?」

「子どもたちの歯列矯正にはどのような意味があるのか?」

という2点です。これが理解できるまでは、私は子どもの矯正治療をはじめるべきではないと思っています。

子どもが矯正治療をするということは、大人の骨格へと成長する思春期・成長期が来る前に口腔の間違った成長の軌道修正をして、骨格の問題が大きくならないようにすることです。

理想的な開始時期は6～7歳。前歯の永久歯が上下4本ずつ生え、歯並びが気になりはじめる時期です。そして、思春期・成長期が来る前に矯正を終了するのが理想です。この時期の治療で口腔の健全な成長の妨げとなる問題を排除することで、完全に正常な軌道にのれば、二期治療という成人矯正の必要がなくなるケースもあります。乳歯が永久歯に生え変わる混合歯列期に行うのが一般的です。

また、子どもの矯正治療はただ歯を動かすだけではありません。上あごの骨の成長は頭蓋骨の成長パターンに近く、下あごの骨の成長は手足の骨の成長（身長の成長）に似ています。子どもたちが大人の骨格へと成長する前にあごの骨を「拡大」したり「牽引」したりして、骨格の大きさや形を改善するのです。骨格の問題を解決することで成長の軌道修正をするのです。抜歯や外科的矯正治療の確率を下げ、一期治療（子どもの矯正）だけで終了となるケースもあります。

矯正治療が必要な人には、アレルギー性鼻炎、慢性鼻炎、副鼻腔炎、中耳炎の既往歴、扁桃がよく腫れて発熱しやすい、よく風邪をひく、いびきがひどい、口呼吸をしている、いつもぽかんと口を開けているなど、「耳鼻科通いが絶えない」という子どもたちが多く見受けられます。

　このように歯並びを悪化させる原因の根源は、実は呼吸の問題にあるのです。まさに耳鼻科の領域こそが、歯並びの悪さ、不正咬合の主因なのです。この事実を目の当たりにするたびに、歯科（口腔）と耳鼻科の協力が必要だと痛感しています。

　子どもの矯正治療は、観察する期間を含め長い時間が必要となります。治療という名目で精神的な苦痛を子どもたちに与えては本末転倒です。十分な話し合いの後に治療をするか否かの決定をする必要があると思います。

　また、矯正治療の適齢期には個人差もあります。子どもの適齢期は親子の会話から見つけてください。例えば、口がぽかんと開いてしまう子どもたちの多くは、開いてしまう理由があるのです。そこの部分をしっかりと親子で理解してください。もちろん治療をすればそれは治ります。ですから、治療は絶対に親の押しつけで行うのではなく、子ども自身が納得したうえでスタートさせてください。

おっぱいを飲むことで赤ちゃんの口腔内は変化する

噛む動作は哺乳の時期から行っている

「おっぱいを飲む」というと、赤ちゃんはおっぱいを「吸って」いると考える人が多いのですが、これは間違いです。赤ちゃんは舌を盛り上げて、お母さんの乳首を上あごに押しつけて、圧力を加えることでおっぱい（乳汁）を絞り出します。このときの舌の動きは「蠕動運動《ぜんどう》」と呼ばれ、舌の動きだけでなく、あごも上下に動かしています。

つまり、人は「噛む」という動作を「哺乳」の時期から行っているのです。おっぱいを絞り出すために、赤ちゃんは舌、頬、唇、噛むための筋肉などの口周辺の筋肉、さらに全身の筋肉まで使っています。赤ちゃんは、顔を真っ赤にして全身運動のようにしておっぱいを飲んでいるのです。おっぱいを飲むことは、赤ちゃんにとってのトレーニングなのです。

この哺乳の動作は、赤ちゃんが命を維持するために与えられた本能的なものです。これに対して、「食べること」は学習して身につけなければならないものなのです。

このように人間は成長するにつれて「飲む」から「食べる」へと移行していきますが、本能的に知っているおっぱいの飲み方とは異なり、咀嚼《そしゃく》、つまり食べることは、赤ちゃん自身が個々に学んで覚えていくものなのです。

体重を増やすことを優先させてはダメ

赤ちゃんが軽く吸うだけで、あるいは流し込み式でゴクゴクとお腹にミルクが流れこむような人工の乳首で哺乳をしてはいけません。最近は人工乳首もさまざま開発され、市販されていますので人工乳を利用する場合には、気をつけるようにしてください。

そのほか、赤ちゃんが楽に飲める哺乳瓶を好み、ママのおっぱいを吸うことを嫌がるようになってしまう「乳頭混乱」などになるケースもありますので注意が必要です。

また、哺乳時期にお母さんたちは、どうしても赤ちゃんの体重を増やすことに一生懸命になってしまいます。お母さんたちの気持ちも十分わかるのですが、赤ちゃんの体重を増やすことだけを優先してはいけないのです。

発育の仕組みは、ひとつのステップを経過しなければ、次のステップには進めないようにできています。途中のステップを飛ばすような無理や、手抜きをしてはいけないのです。

成長とともに変化する吸啜窩

赤ちゃんの口の中の形は大人とは異なる形態をしています。これは、おっぱいを吸いやすいように、哺乳に適した形状をしているのです。具体的にいえば、赤ちゃんの上あごは高く、狭く、くぼみがあります。このくぼみのことを「吸啜窩《きゅうてつか》」といいます。赤ちゃんは、口唇と舌に挟み込まれた乳首を吸啜窩にしっかりと取り込んで、おっぱいを飲んでいるのです。つまり、吸啜窩は、哺乳のときに乳首や哺乳瓶の先が収まるような形状をしているのです。

この吸啜窩は、その後、哺乳時期を過ぎ、咀嚼、嚥下《えんげ》が身についていく過程で、舌の圧力により深いくぼみから、口蓋を押し広げて平たく変化していきます。

また、永久歯が出るための隙間のことを「発育空隙」といいますが、吸啜窩が平たく変化するのと同時に、この発育空隙が発現してきて、あごの形も変わってきます。これは赤ちゃんの口腔が順調に成長している証といえるでしょう。このように哺乳によってつくられる舌の力はとても重要なのです。

その後、乳歯が消えて、永久歯へと変わっていきます。成長、発育と同時にあごも大きくなっていきます。あごの広がりが十分でなければ、うまく乳歯と永久歯が生え変われず、歯が重なるなどの問題が生じてしまいます。この交

哺乳時の赤ちゃんの口の中

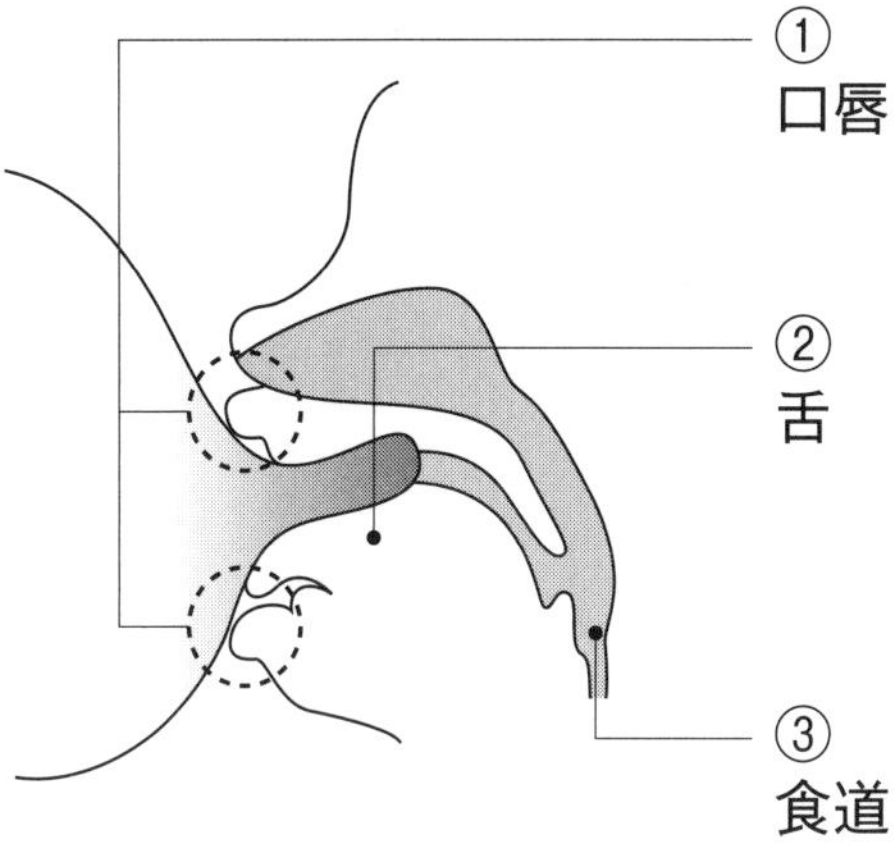

換期までにあごの広がりが不足していると、いわゆる「歯並び」が悪くなってしまうのです。

舌の力をバランスよく、あご全体にかける

舌の圧力が上あご全体にかかってくると、上あごは横に広がりV字形からU字形へと歯列が変化していきます。このとき、舌が下がっていては（舌根下）キレイなU字形へは移行できません。舌の働きが抑制されてしまうと、舌の力が、あご全体にバランスよくかかることができなくなってしまいます。それでは、舌の働きが抑制されるのはどのようなケースがあるのかをいくつか紹介していきましょう。

舌小帯異常

嚥下（飲み込む）するときに、舌が上あごを押すようにしっかり上がってこなければ、舌の圧力が、あご全体にバランスよくかかりません。上あごをしっかり圧迫するためには、舌が自由に動かなくてはならないのです。このため、舌の付着位置に異常

舌小帯異常の例

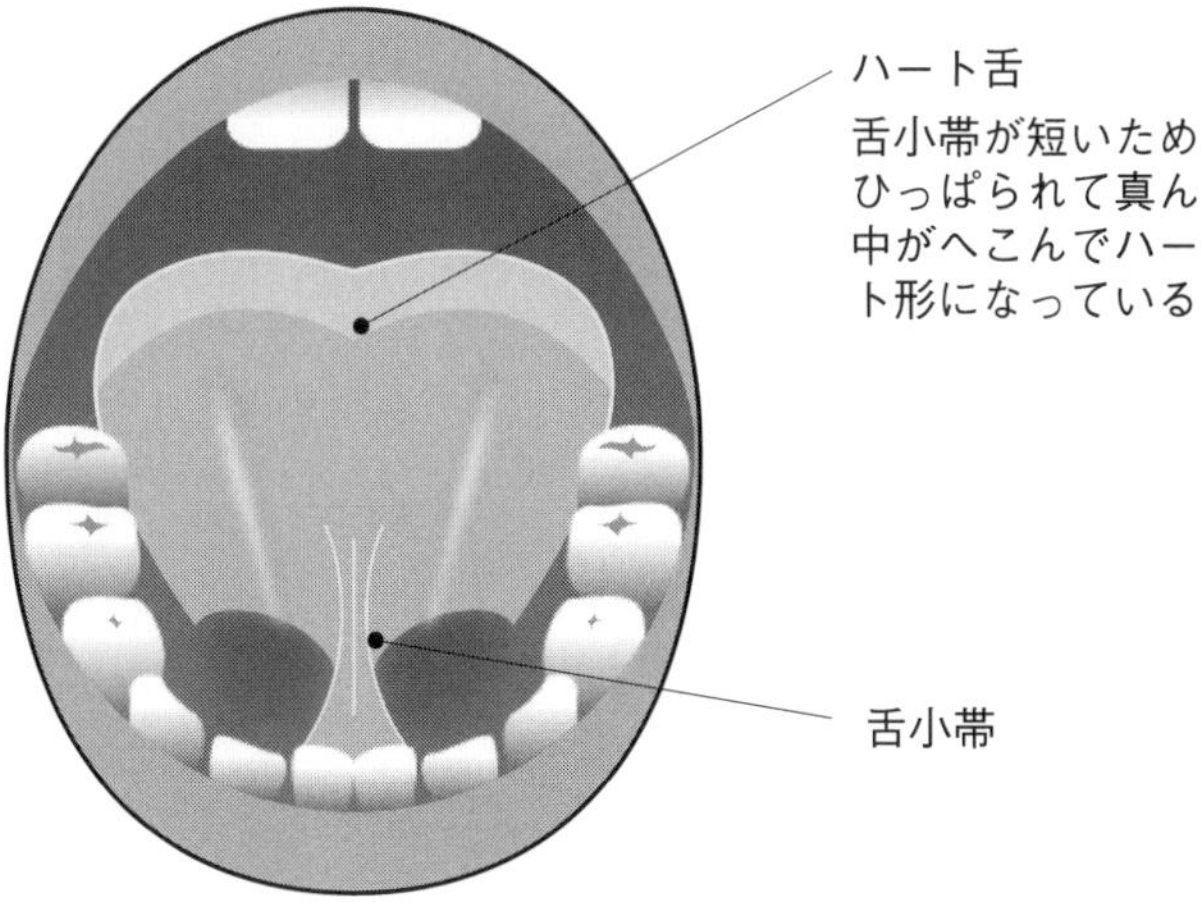
ハート舌
舌小帯が短いため
ひっぱられて真ん
中がへこんでハー
ト形になっている
舌小帯

がないか、舌小帯の伸びが障害になっていないかどうかを見極める必要があります。

舌小帯に異常があると「哺乳の際に上手に吸えない」「食べ物を上手に飲み込めない」「話をするとき不明瞭な発音が気になる」などの症状が出てきます。多くのケースで舌小帯が短いことが多く、舌の動きが悪くなります。重度の場合、舌小帯を切除するケースもあります。

上唇小帯異常

上唇小帯とは、上唇の中央から歯茎に向かって伸びる筋のことをいいます。胎生約3ヵ月頃に発生し、生後1歳未満までは歯の近くに付着しています。一般的には成長するにつれて、上あごが発育するため付着部位が少しずつ上方に移動します。しかし、その付着部位が上方に移動しないケースを上唇小帯異常といいます。上方に移動せず、しかも小帯が太い場合は、永久歯の真ん中が閉じることができずに離れた状態になるいわゆる前歯が離開（すきっ歯）になってしまうことがあります。また、これが誘引して舌癖《ぜっへき》が生じることもあります。

しかし、小帯の伸びが悪い場合は、口唇を閉じて咀嚼することで、自然に小帯が伸びていきます。また永久歯に生え変わるときに、開いていた前歯の部分が自然に閉じることもあります。ですから、小帯の付着位置や太さなどにより、観察期間をおく場合と、早急に切除する場合とがありますので、専門家に相談してみてください。

最も大切で観察が必要な時期は3〜6歳

ぽかん口は病気のひとつです

子どもがぽかんと口を開けている……、よく見る光景ではないでしょうか。「口を閉じなさい！」とその光景を見るたびに親御さんが注意されることも多いでしょう。しかし、子どもにとっては、開けたいから開けているのではなく、閉じられないから開いているのです。つまり、これは病気であることに親御さんには早く気づいていただきたいと思います。

誕生から3歳までの哺乳から離乳が正しく行われていれば、呼吸も、咬み合わせも、嚥下（飲み込み）も、発音や滑舌も、姿勢もよくなり、矯正治療の必要さえ軽減します。そして、一生を通して健康な口腔を手に入れることも可能なのです。もちろん健康な口腔をキープできれば、病気の予防にも大きく貢献することはいうまでもありません。

単なる子どもの癖と軽く見ていた〝ぽかん口〟。これがその子の一生を大きく左右することになるのです。この事実を親御さん、学校の先生を含め、子どもたちのまわりの大人たちは、ぜひ知ってください。子どもたちの顔を、姿勢を、行動をよく観察してみてください。

歯と歯に隙間がまったくない子どもたち

あごの成長にともない、歯と歯に隙間（発育空隙）ができはじめ、永久歯が萌出するための準備をはじめる時期、それが3〜6歳です。この時期は、親御さんにとってもとても重要な意味を持ちます。なぜなら、「歯並び・咬み合わせ」についても意識しやすく、また状態を悪くしないためにも日常生活での行動には、特に注意が必要な時期でもあるからです。

例えば、しっかり食事ができていない場合は、全体的に成長が悪くなる可能性が大きくなります。そのほかのチェックポイントとしては「扁桃の大きさに異常がないか」「鼻呼吸ができているか」「繰り返し行う悪習癖はないか」などが挙げられます。

子どもの身体や毎日の行動を注意深く観察してあげてください。また、悪いものは悪く、良いものは良くと差が出てくるのもこの時期です。さらに、子どもが行っている習慣について、このまま続けさせてよいものか、やめさせて排除すべきものなのかを見極めることも重要になってくるでしょう。

何気ない生活の中での姿勢や癖で、子どもたちが送っているシグナルを見逃さないでください。

哺乳→吸啜窩→舌挙上→離乳の流れが大切

3〜6歳の子どもであれば、乳歯は永久歯よりも小さく、歯と歯の隙間（発育空隙）があるのが正常です。しかし、その隙間がまったくない子どもが最近、増えています。隙間がないのにもかかわらず、ここに永久歯が生えてくると、あごに収まりきらずに歯並びや咬み合わせが悪くなります。永久歯が生える前の幼児の口の中を見てみると、すでにその前兆が見られるケースもあります。

ここで重要になってくるのが、

〈哺乳→吸啜窩→舌挙上→離乳〉

という一連の流れです。これらが適切に、そして十分な期間を費やして、順番どおりに行われているかどうかが大切ということです。この流れは、口腔内にある舌やあごをはじめとするさまざまな部位が健全に発育するためにできあがったものなのです。言い換えれば、この流れのどこかを飛ばしたり、時間を十分にかけることなく次に進んでしまうと、子どもの口腔内に何らかの異常や不調、トラブルが起こる可能性があるということです。この点は親御さんがしっかり理解し、子育てする必要があると肝に銘じてほしいと思います。

断乳ではなく、卒乳して離乳食のステップへ

母乳を飲むことを前提に成長・発育のメカニズムを形成

初乳は赤ちゃんが最初に受ける予防注射のようなものです。赤ちゃんの免疫力を高め、病気にかかりにくくするためにも必ず飲ませてあげてください。

黄色みがかった初乳は、〝黄金の液体〟とも呼ばれ、ふつうの乳よりもたんぱく質やビタミンA、ビタミンD、ビタミンEなどの栄養価が高く、免疫成分が豊富なのが特長とされています。この免疫を司る成分のうち、免疫調整・抗菌・抗ウイルス作用

など幅広い働きがさまざまな方面で注目を集めているラクトフェリンはとても重要です。

このように初乳は、免疫機能が発達していない新生児を病気から守る役目があることから、世界保健機関（ＷＨＯ）では〝完璧な栄養源〟として、新生児に初乳を与えることを推奨しています。

また、人は母乳を飲むことを前提として、口腔内を含めた成長・発育のメカニズムが形成されています。母乳を乳房から飲むことは、赤ちゃんにとって重要な動作です。また、母乳育児は栄養面だけでなく、〝母子のふれあい〟という心理面でも大きな役割を果たしてくれるのです。

ですから子どもには〝断乳〟ではなく〝卒乳〟させてあげてほしいと思います。

1歳や1歳6ヵ月で母乳をやめさせなければならない根拠はありません。自然に母乳を卒業する卒乳を待つべきです。生物学的には、子どもが1歳になる頃から母乳に含まれる栄養価はどんどん下がっていきます。親が口にしている物を食べなければ（離乳）、十分な栄養が摂れなくなります。乳汁の成分・内容ともに変化しますので、栄養を補足するためにも離乳食は必要です。

しかし、母乳は赤ちゃんの身体の栄養とともに、心の栄養でもあるのです。ですから、「母乳は、赤ちゃんが欲しがる間、欲しがるように与えればよい」これが母乳育児の基本です。平成14年からは断乳という言葉が母子手帳から消えました。それまでは「断乳できない」＝「よくないこと」という意識があったようで、早めに断乳する母親さえいたといいます。現在では、「無理におっぱいをあげるのをやめなくていい」という考え方が主流です。

赤ちゃんが一日に飲む母乳のカロリーは、母親が1万メートルを走るカロリーに相当します。乳房を吸われることにより、分泌されるホルモンは母親の下腹部の脂肪や臀部の脂肪を母乳の脂肪に変えます。長く母乳を与えると母親は美しいプロポーションになるという、美容・ダイエットの効果さえあるのです。

もちろん一番大切なのは、母乳かミルクかではなく母子の絆を深め、いかに愛情を持って育てるかです。その手段として母乳が一番有効ということ。母乳が出ないというお母さんは、悩むよりもたくさん抱っこしたり、話しかけて、少しでも多く触れ合うことが大事です。

赤ちゃんのアレルギー

赤ちゃんのアレルギーはほとんどが食物アレルギーです。検査をしてアレルゲンを特定し、早期除去療法を行えば改善できる場合もあります。「早すぎる離乳食」が問題を起こすこともあります。1歳までは母乳だけで育てて、離乳食は与えないでください。

人間の腸は1~2歳で完成するまで、母乳中のたんぱく質の栄養分以外は完全に消化できません。未完成の腸はミルクや離乳食を消化できずに吸収するため、異種たんぱく質が血液中に入り込み、アレルギーの原因にもなるのです。

乳児期の生活習慣が、大人の生活習慣病の第一歩となりますので注意が必要です。

これを「アレルギーマーチ」と呼び、アレルギーが年齢とともに形を変えて次々とマーチのように発症することを指しています。

幼児が食べ方を身につけていく時期と、習得したい動作

これまで述べてきたように、食べ物を食べるというのは、自然にできるものではありません。食べ方は、哺乳・離乳期から身につけていく機能なのです。したがって、哺乳・離乳期から正しい食べ方を身につけることがとても大切になってきます。

もちろん、成長・発育のスピードには個人差がありますので、決して焦る必要はありません。ですから、ここで大切な2つのことを知っておいてください。

ひとつめは、子どもたちに「食べることは楽しい！」ということを覚えてもらうことです。食事中に小言を言ったり、焦らせたりしないでください。

もうひとつは、食べる力には個人差があります。ほかの子どもと比べたりせずに、我が子が食の自立ができるように長い目で見てあげてください。

特に0～3歳が非常に大切な期間であることを忘れないでください。この間に食べ物を口の中で左右にころがして、交互に噛んだり、噛みつぶしたものを飲み込んで胃袋に送る動作を習得させてください。

生まれて間もない頃から、ほぼ3歳までの期間に、哺乳期・離乳期を通じて、あごや舌、口周辺の筋肉を使ったトレーニングが自然にできているのが理想です。

ここで幼児に習得させるべき口腔内での大切な動作を時期ごとにまとめておきますので、ぜひ参考にしてください。

・哺乳期（生後6ヵ月頃まで）

母乳やミルクなど液体から栄養を摂る時期です。あごや舌の筋肉を動かして母乳やミルクを飲むことがトレーニングとなります。

おっぱいを飲むときには「吸って」飲んでいるのではなく、舌を盛り上げて乳首を上あごに押しつけて圧力を加えて乳汁を絞り出すのです。これが舌の蠕動運動です。また、舌の動きに同調してあごが上下に動くようになります。つまり「噛む」動作は哺乳の段階から行っているのです。

母乳を飲むことは、噛む力を身につけるトレーニングのひとつであり、歯並びにもよい影響を与えることがわかっています。このため、母乳（乳房哺乳）で育てるのが一番だと私は考えています。母乳で育てられず人工乳などで育てる場合は、哺乳瓶の乳首選びをしっかり行ってください。赤ちゃんが母乳に近い口の動きをするように工夫された「咬合型乳首」がおすすめです。

生後2〜3ヵ月の頃には、指しゃぶりをしはじめます。これは口がいろいろな刺激を受ける重要なステップともいえます。

〈乳房哺乳と人工哺乳による差〉

人工哺乳（哺乳瓶哺乳）で育った子どもは、不正咬合や歯並びに影響が出やすいことがわかっています。乳歯はほぼ3歳頃までに生えそろい、その後次第に前歯に隙間ができてきます。この前歯の開きは乳房哺乳で育った子どものほうが大きく、永久歯に正常な位置で生え変わるためにも重要なことです。

また、乳房哺乳のほうが、口の筋肉をよく動かすため、赤ちゃんのあごが発達しやすくなります。人工哺乳の場合、根本的に乳房哺乳と飲み方が違う、吸引型乳首を使っているとミルクをうまく飲めない赤ちゃんが多くなります。吸引型乳首とは、赤ちゃんが吸えばすぐに出る簡単な仕組みになっているものです。オーソドックスなものでは、突端に丸い穴が開いているもの、クロスカット、Y字カットされただけの乳首です。このため、舌やあごを動かす筋肉を鍛えるチャンスを阻害してしまうのです。

最近では、各メーカーからお母さんの乳首に近い形状のもの、母乳で育つときのようにあごや舌の動きを阻害せず口の機能を発達させるような咬合型乳首も市販されています。咬合型乳首は、赤ちゃんが乳首をくわえる位置の内側に弁が設けられていて、吸っただけでは飲めなくなっているものや、噛む動作がないと飲めないものなど、母乳の飲み方に近づけた工夫がされています。人工乳で育てる場合は、哺乳瓶にそのようなタイプの乳首をつけて使用するようにしてください。

また、母乳の出がよすぎる場合も注意してください。母乳の出がよいと赤ちゃんが人工哺乳と同じように楽に飲めてしまう可能性があります。つまり、口腔の機能発達を阻害してしまう可能性があるのです。母乳をあげるときには、少しだけ先に出しておいてから与える工夫なども検討してください。

・離乳期（7ヵ月頃～1歳頃）

固形物から栄養を摂るための移行期間です。

離乳とは、親が赤ちゃんを母乳やミルクから離すことではありません。口から食べられる身体になっているかどうかが重要です。

また、歯が生えそろわないと食べられない（噛めない）というのも間違いです。咀嚼（噛み砕く）は歯が生えそろえば自然にできるものではなく、学習して身につけるものなのです。

歯が生えそろっていなくてもおっぱいを飲むときと同じように舌の中央を盛り上げて、上あごに押しつけるような動作で食べ物を食べるようになります。そこから少しずつ歯茎を使って食べるようになっていくのです。

歯が生えてくると、食べ物を歯で噛んだり、つぶしたりして咀嚼して飲み込めるようになっていきます。

・3歳前後

個人差はありますが、乳歯がほぼ生えそろう時期です。上下の第二乳臼歯が生えると、大人に近い食事ができるようになっていきます。

あごの成長によって、次第に前歯に隙間ができてきます。その開き具合は人工乳より母乳で育てられた子どものほうが大きい傾向にあります。これは母乳を飲むことで口周辺の筋肉がよく発達し、順調に成長する子どもが多いことがその理由のひとつでしょう。あごをよく使っている子どもは、あごの横幅が使っていない場合よりもひと回り程度、大きくなるという報告もあります。

逆にこの時期になっても歯に隙間がまったくできない子もいます。これは、嚙む筋肉が未発達なために、隙間ができるだけの仕事（咀嚼）をしていないために起こる現象といえます。

・**その他**

赤ちゃんのときから舌が下がってしまっている子もいます。これは、もともと舌の上げ下げの方法を知らない、上げても舌の力が弱いために、正常な舌の定位置（スポット）に舌を置いておくことができないのです。

こういう場合、矯正治療で舌機能訓練によって舌をスポットの位置まで上げようとしても学習経験がないため、思うように上がらないケースも見受けられます。基礎がない状態からのスタートとなるため、トレーニングは相当な努力が求められます。子どもたちがつらいトレーニングを受けないためにも、0〜3歳にしっかりとトレーニングできているかをチェックしてあげることは大切なことなのです。

離乳期〜離乳期以降の食べさせ方の工夫

〈離乳初期〉

上口唇がまだ下に動かない時期です。深さの浅いスプーンを使って、上口唇でスプーンの上のものを取らせて、そのままゴックンと飲み込む動作を覚えさせます。

〈離乳中期〉

少し形のあるものを与えて、舌で押しつぶして飲み込む動作を覚えさせます。

〈離乳後期〉

食べ物をすりつぶす奥歯は生えていません。歯茎でつぶせるくらいの食べ物を与えてください。自分で食べたいという意欲が出てきたら、手づかみで食べようとしますので、可能な限り見守ってください。

〈離乳期以降〉

自分で食べるという意欲を身につけさせることが大切です。自分の一口量を覚えさせます。このとき一口分を切って与えることは決してしてはいけません。自分で噛み切って食べることを覚えさせるのです。

第一乳臼歯だけの時期は、まだあまり噛めませんので、焦らないでください。ただし、丸呑みするようなら注意してあげましょう。

4章

大人も子どもも実践！
「口腔ケアの基本」を身につけ、
健康に

口腔ケアの目的とは?

これまで1章、2章、3章で述べてきた通り、歯と口のケアは、虫歯や歯周病予防のためだけでなく、全身の健康を守るためにとても大切です。口腔ケアは、歯磨きに代表される口腔内の歯や粘膜、舌などの汚れを取り除く「器質的口腔ケア」と、口腔機能の維持・回復を目的とした「機能的口腔ケア」から成り立っています。

口腔機能とは、主に噛む、飲み込む、話す、笑うなどの口の働きを指しています。口や舌を含めた口周辺の筋肉をスムーズに働かせることが、口腔機能がスムーズということです。身体のリハビリがあるように、口にもリハビリは必要です。口周辺の体操をはじめとする口のリハビリをすることで、筋肉や脳が刺激され失われていた口腔機能が回復することもあります。高齢者や加齢による老化で、もともとあった機能を回復させるケースもありますが、子どもや大人などでもその機能が未熟であったり、不健全であったりと、口腔機能はすべての世代において改善の余地は大いにあるものなのです。

「器質的口腔ケア」「機能的口腔ケア」の2つが、うまく組み合わされることで、口腔ケアの効果がさらに高まります。

また、歯や口の疾患を予防し、口腔の機能を維持することで、全身的な健康維持や、老化・認知症の防止など生活の質の向上にも大いに役立つものなのです。

また、この口腔ケアには、自分自身で行う毎日のケア「セルフ・ケア」と、歯科医師・歯科衛生士などの専門家による歯科治療を代表とする「プロフェッショナル・ケア」の2つがあります。まずは、左にまとめた自分でできる口腔ケアで口腔内の健康だけでなく、身体全体の健康維持に努めましょう。

自分でできる口腔ケア「セルフ・ケア」

・適切な歯ブラシや歯間ブラシなどを選択し、口腔内を掃除する。
・虫歯を引き起こす甘味食品の量を制限する。

・栄養バランスのとれた食事をよく噛んで食べる。
・全身のリラクゼーションを心がけ、顔面、口腔をよく動かす。
・摂食・嚥下《えんげ》のための良好な口腔機能を保つ。
・定期的な歯科健診を受ける。

「基本のキ」の器質的口腔ケア

食後30~40分後に歯磨きを

虫歯や歯周病の大きな原因は歯垢（プラーク）です。口腔内を清潔に保ち、食後や就寝前の歯磨きで虫歯や歯周病を予防することは口腔ケアの基本です。磨き癖などで、いつも同じ場所に歯垢が残りがちなので注意が必要です。

食後の口腔中は、虫歯になりやすい状態が続きます。食べたら歯磨きをする習慣は大切です。ただし、食べた直後に歯磨きをするのではなく、30~40分後にするのがお

歯垢（プラーク）が残りやすい場所

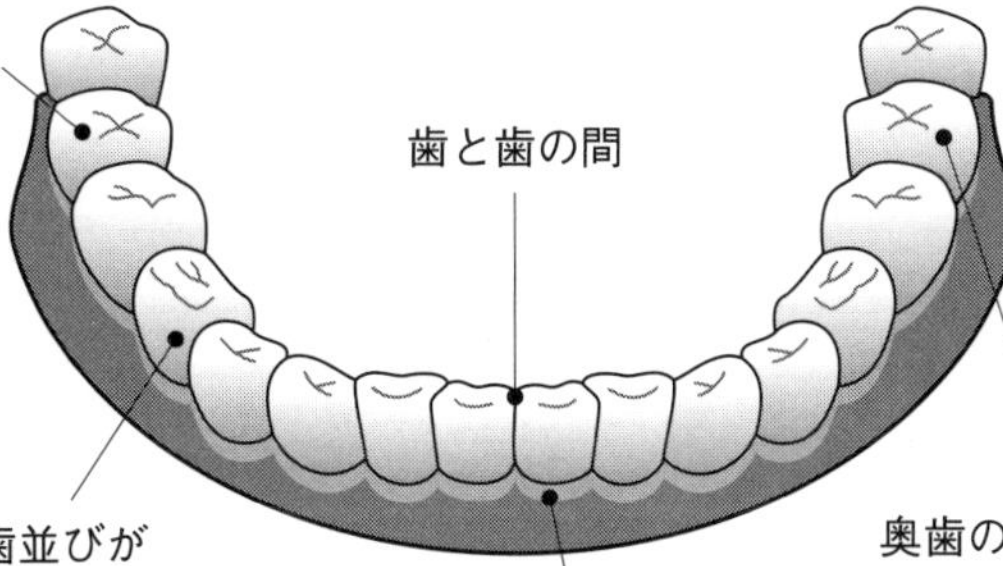

すすめです。これは、食後すぐの口腔内は、食べ物の酸や糖分で酸性に傾いているので、歯のエナメル質は弱まっています。この状態で歯磨きをすると、歯の表面を傷つけてしまい、かえって虫歯のリスクを高めてしまうのです。唾液の効力で口腔内は元に戻りますが、それには30〜40分必要なので、歯磨きはその後にするといいでしょう。

また、睡眠中は唾液の分泌が少なくなり、自浄作用が低下するため細菌が繁殖しやすい状態になります。特に寝る前はていねいに磨きます。就寝中に細菌が増殖し、起床時の細菌数が夕食後の約30倍にもなることがわかっています。これにプラスして、朝起きたらすぐに歯を磨く習慣もつけてください。

水うがいだけでは歯垢を取り除くことはできません。歯垢はデキストランというネバネバしたものと細菌によって構成されています。歯垢は、水に溶けないという性質があり糊のように歯の表面に強く付着していますので、歯垢除去には水うがいではなく歯磨きが必要なのです。

歯磨きのポイント

歯を磨くときには、歯の形や歯並びに合わせて行いましょう。強い力で磨くなどの誤った方法では、歯ブラシの毛先が広がってしまい上手に磨けません。また、歯肉や歯根を傷つけます。歯ブラシはやわらかいものを選びましょう（32ページ参照）。

歯磨きのポイントを3つ挙げてみました。また、歯垢が残りやすい場所を125ページのイラストで示してあります。歯垢が残りやすい場所には、歯ブラシの毛先を届

歯磨きのポイント３

毛先を歯の面にあてる

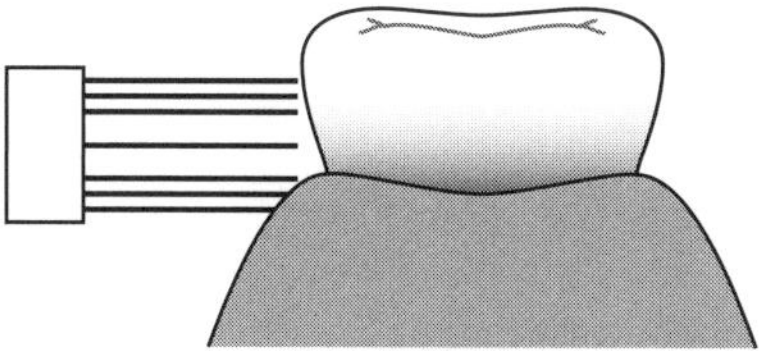

ポイント１　毛先を歯面（歯と歯の間、歯と歯茎の境目）にきちんとあてる。

軽い力で動かす

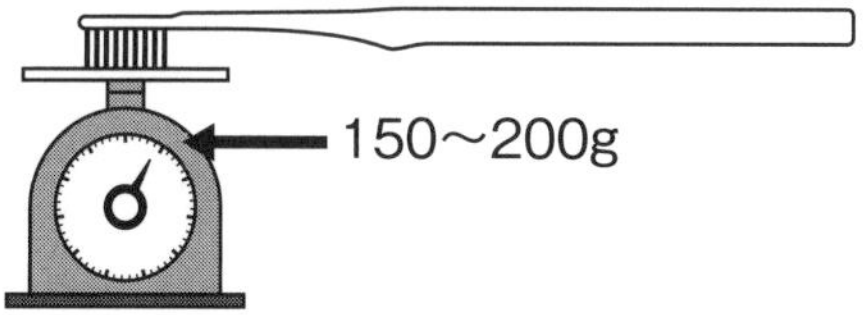

ポイント２　150～200gの軽い力（毛先が広がらない程度）で磨く。

小刻みに動かす

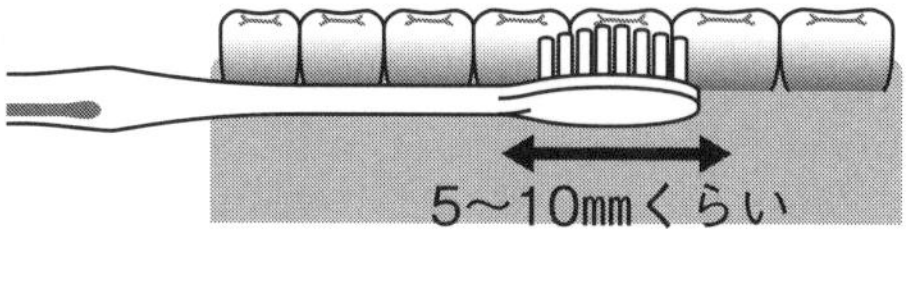

ポイント３　小刻みに動かす（5～10㎜を目安に1～2歯ずつ磨く）

歯ブラシのあて方

ポイント①毛先をきちんとあてて磨く

ポイント②軽い力で磨く

ポイント③小刻みに動かして磨く

※口の中を観察し、歯ブラシの毛先を上手に使って、自分に合った磨き方を工夫しましょう。

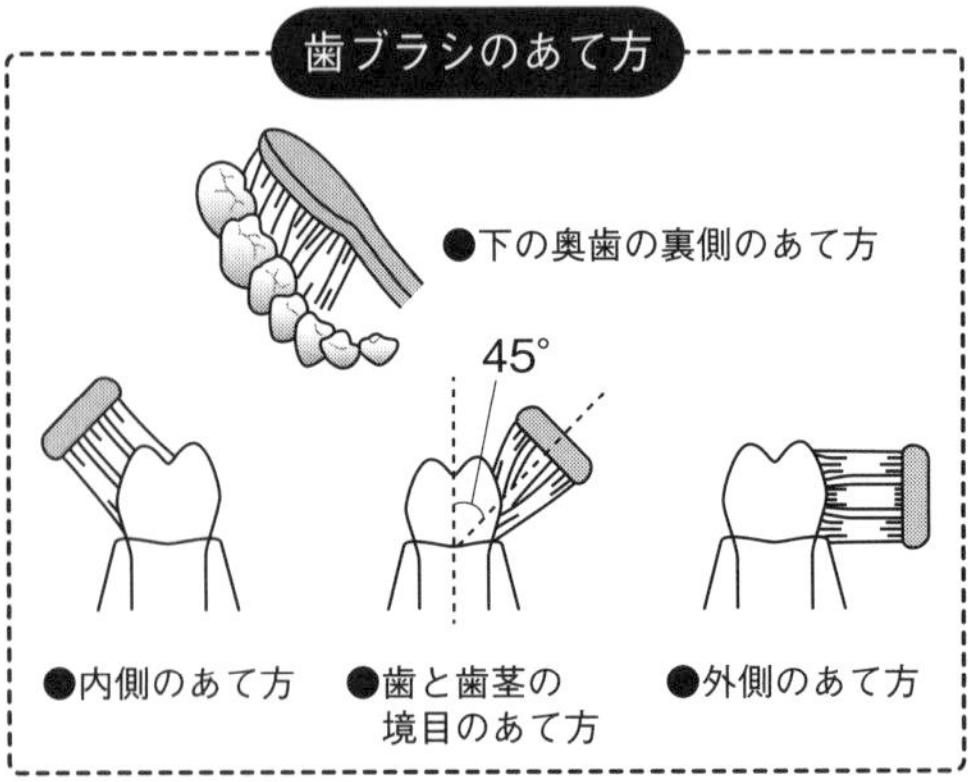

●歯垢が残りやすい場所

①歯と歯の間
②歯と歯茎の境目
③奥歯の咬み合わせ
④歯並びがでこぼこしているところ
⑤背の低い歯

歯間ブラシ、デンタルフロスの使い方

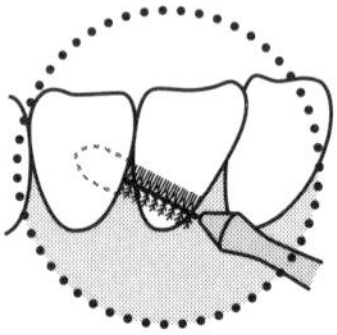

歯間ブラシ／歯と歯の間で、少し隙間のあるところに通します。歯間にブラシ部分を直角に入れ、歯茎を傷つけないように2～3回前後に動かします。隙間に合った歯間ブラシを選ぶのがポイント。

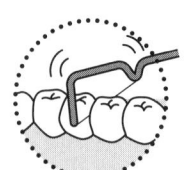

デンタルフロス／歯ブラシが通らない、歯と歯の間に付着した歯垢をかき出します。歯と歯の間をゆっくりと前後に動かしましょう。

かせるように意識して磨いてください。また、歯垢が残らないように、気をつける歯や磨く順番を決めておくのもポイントです。

次亜塩素酸水を上手に活用

高い安全性と強い殺菌力と消臭力

口腔ケアの一環として、次亜塩素酸水を活用するのもおすすめです。次亜塩素酸水は、食塩水を主成分とする機能水です。機能水とは、人体に有意義な機能があることが科学的に明らかにされた水溶液です。薬局などで購入できます。

食塩水を電気分解すると酸性水とアルカリ性水に分かれます。薬ではないので副作用もアレルギーの心配もありません。除菌力に優れていますが人体には安全なのです。炎症を抑え、免疫力を高めて身体を健康に改善するのを助けます。誤飲しても心配ありません。常温で1ヵ月、冷蔵すれば半年は使用できます。

低濃度の次亜塩素酸水は、食品添加物として食品を安全に殺菌・洗浄するために使われてきました。耳鼻科や皮膚科、外科などさまざまな医療機関などでも使われています。高い殺菌力と消臭力があるにもかかわらず、副作用やアレルギーの心配がないため、子どもから高齢者まで使用可能です。

市販の一般的な消臭剤や消毒剤は、次亜塩素酸ナトリウムを使用しています。次亜塩素酸水は次亜塩素酸ナトリウムの数十倍の消臭効果があり、しかも安全性が高いのが特長です。日常生活の中で、口腔ケアで歯磨きに使用する以外にも、のどのうがいや鼻うがい（133ページ参照）、手洗い、アトピー性皮膚炎や水虫のケアにも使用できます。そのほか、強力な鳥インフルエンザや、ノロウイルス対策など幅広い分野での利用が可能です。

・毎日の口腔ケアの方法

キャップ1〜2杯（5〜10ミリリットル）の次亜塩素酸水を原液のまま口に含み、グチュグチュと口をゆすぎます。10秒程度のうがいで、歯周病菌や虫歯菌を殺菌でき

次亜塩素酸水の安全性と除菌力

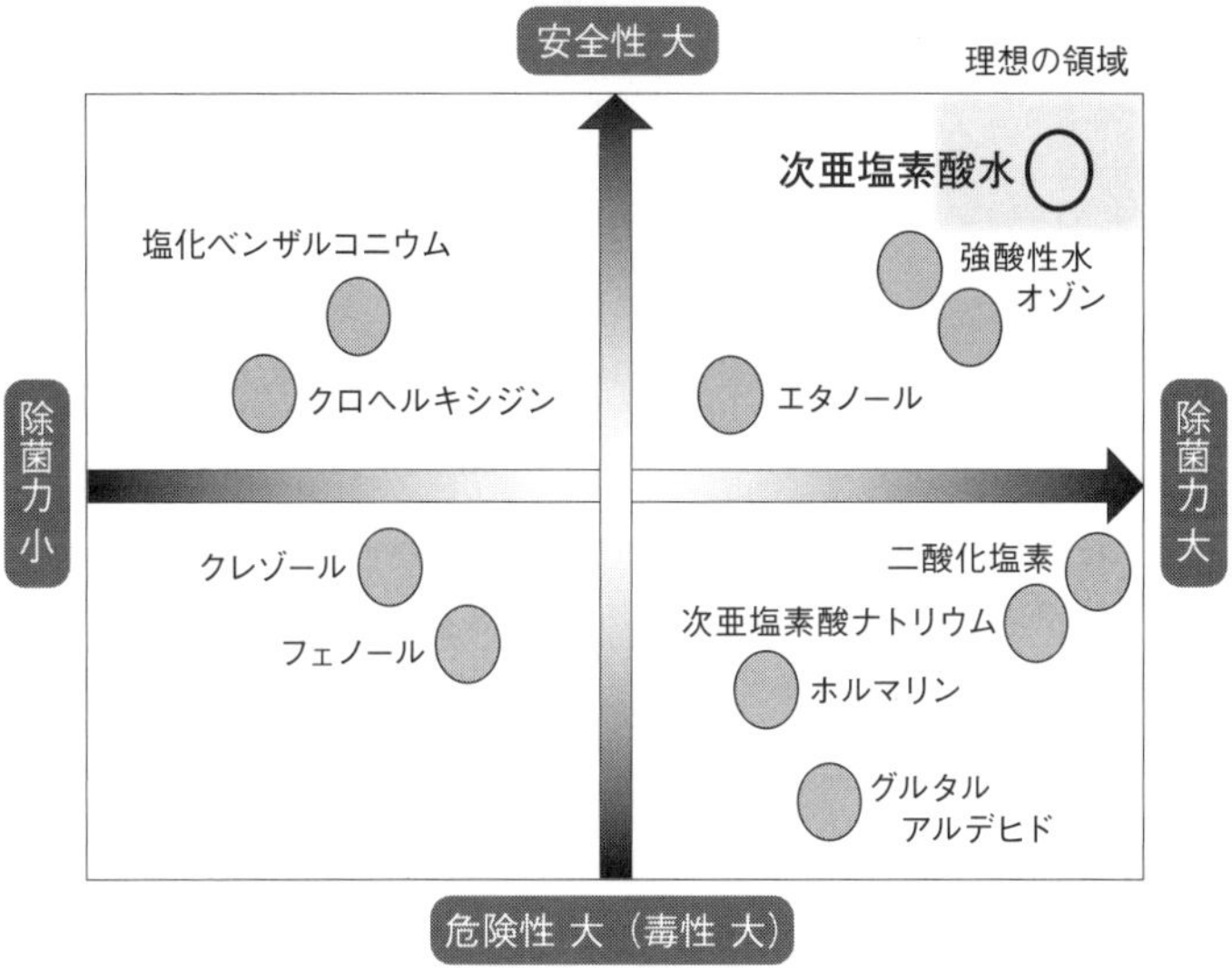

一般社団法人　日本口腔協会

次亜塩素酸水の抗菌スペクトル

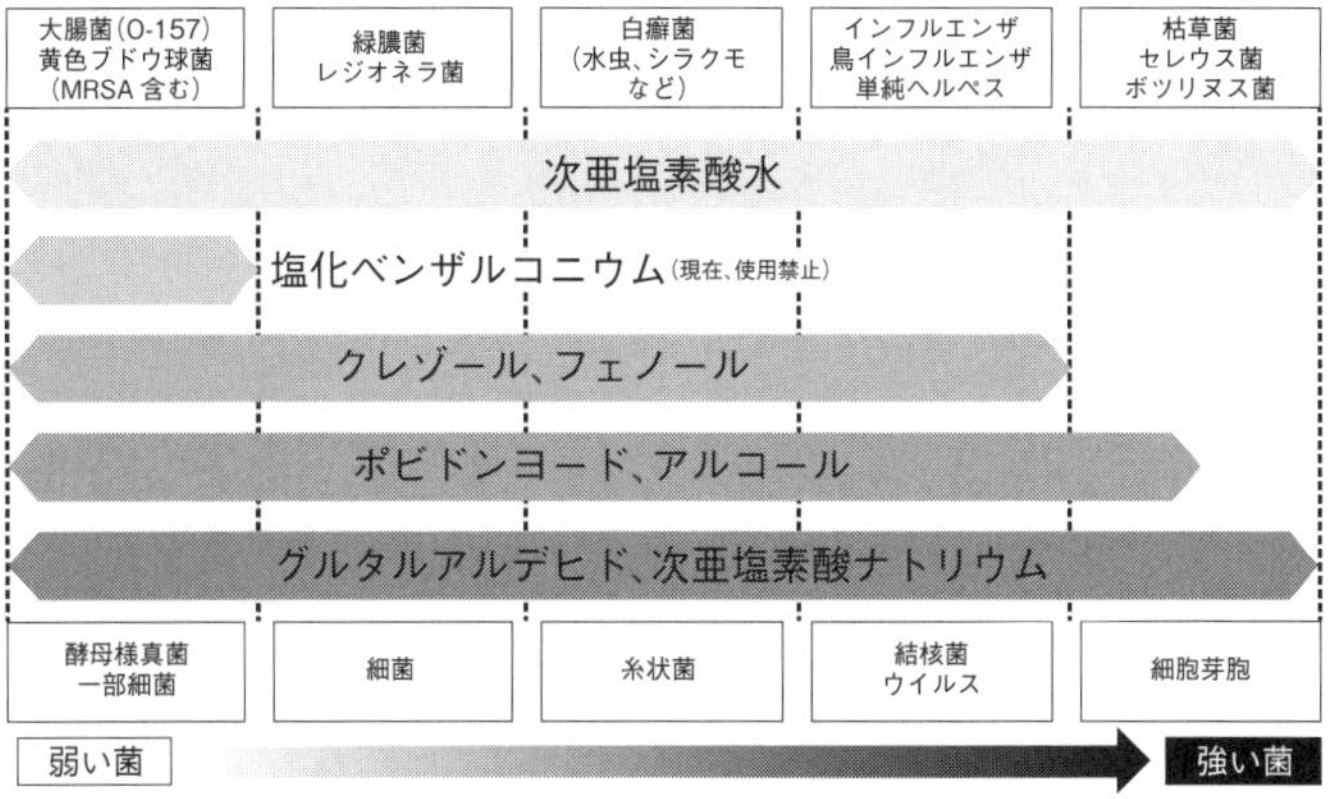

一般社団法人　日本口腔協会

ます。口に含んでいる間に歯間ブラシなどで、歯と歯茎の中まで入れ込むようにして磨くとより効果的です。

塩素の臭いや味を強く感じるようですが、心配はいりません。臭いや味がどうしても気になるようでしたら、次亜塩素酸水で口をすすいだ後に水でうがいをしてください。

この口腔ケアを一日3回行うのが理想的です。一日3回が難しい人は、夜寝る前だけでも行うといいでしょう。

あるいは、お湯を加えて薄める方法を試してみましょう。お風呂の温度程度の40度に温めて使うと効果が4倍になるとされています。ですから、お湯を加えて次亜塩素酸水を4分の1に希釈しても同じ効果が得られることになります。ただし、60度を超えると効果がなくなるので注意してください。

・薬剤との違い

「市販のマウス・ウォッシュを使うとさっぱりして気持ちよかった」という人もいる

でしょう。しかし、臭いものにふたをしているだけという商品もあります。つまり、真の原因となっている雑菌をやっつけるわけではないものなのです。口腔内の雑菌をやっつける効果のあるマウス・ウォッシュもありますが、殺菌成分が身体にやさしくないという欠点があるのです。これに対して、次亜塩素酸水は高い除菌力を誇りながら身体にやさしいのが最大の特長。アレルギー反応や副作用もほとんどありませんし、歯が溶解する心配もありません。つまり、子どもから高齢者まですべての年齢層で安心して使えるものなのです。

上咽頭を直接洗う「鼻うがい」

ウイルスや細菌が付着しやすい上咽頭

鼻から空気を吸い込んで鼻から出すのが正しい呼吸「鼻呼吸」です。先にも述べたように鼻道には鼻毛があり、ホコリなどで汚れた空気を清浄にするフィルターの役目をしています。吸い込んだ空気を体温に加温し湿度を与える作用もあります。このとき、実に空気中の約70パーセントのホコリを除去してくれます。

一方の口呼吸の場合は、フィルターとなるものがないため、ホコリを含んだ空気が外界の温度のまま直接気道に入ります。加湿もありません。そこに炎症や肥大した扁桃があれば、結果は想像できると思います。

さらにその先に上咽頭があります。人間の「のど」は、咽頭と喉頭からできています。このうち咽頭は鼻の奥から食道までの、食べ物と空気の両方が通る部分で、上咽頭、中咽頭、下咽頭に分かれています。上咽頭は解剖学的に鼻腔のつきあたりで、口を開けたときに見える口蓋垂、いわゆる「のどちんこ」および扁桃の上後方の部位をさし、頭蓋底という脳の底を支えている頭蓋骨を境として脳と接しています。また、上咽頭にあるリンパ組織のかたまりをアデノイドといいます。上咽頭は細菌などが付着する可能性が高い部分で、風邪のひきはじめは、ここの痛みや違和感ではじまるケースが多く見られます。

口腔図

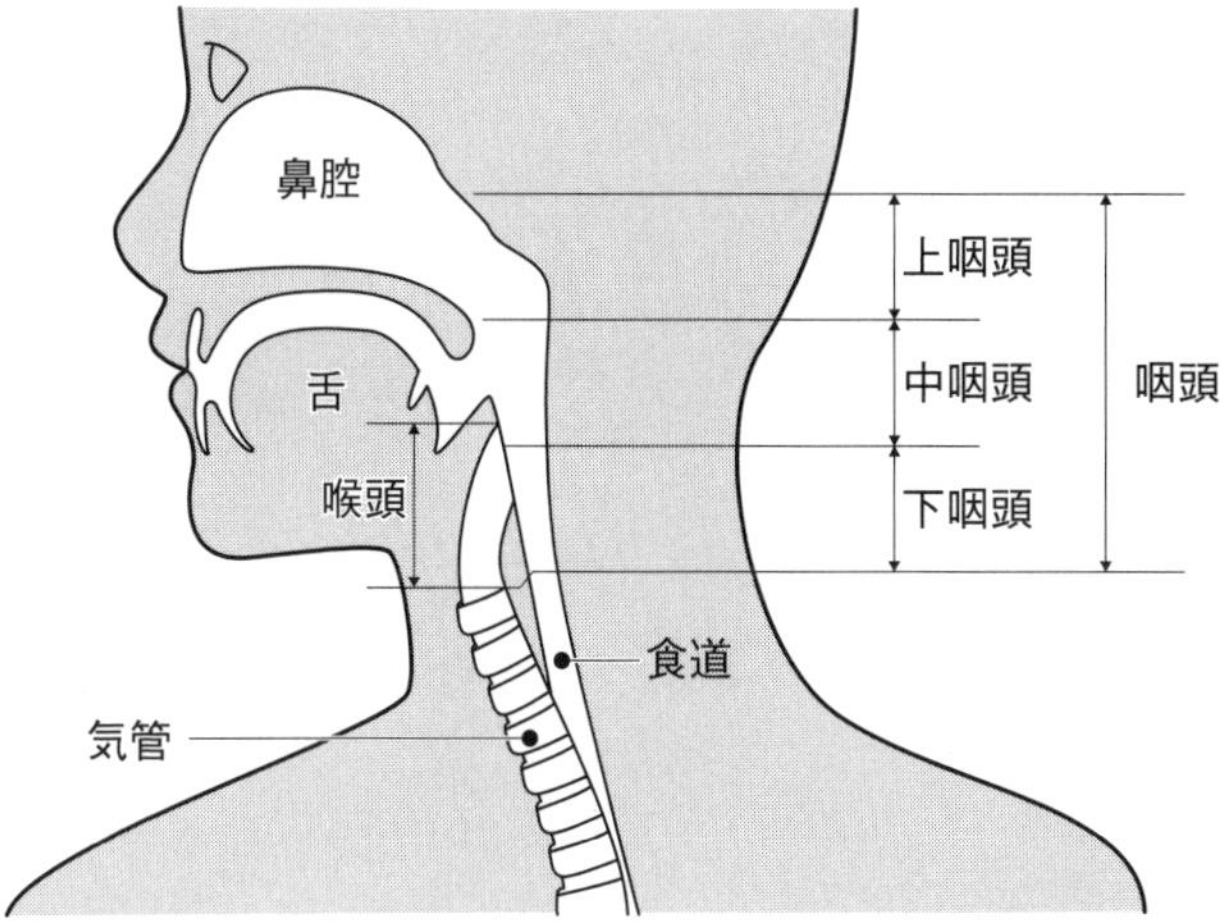

・鼻うがいの方法

鼻うがいとは、鼻から水（ぬるま湯）を入れて口から出す。たったこれだけですが、常に空気にさらされ、ホコリやウイルス、細菌などが付着する可能性の高い上咽頭部を直接、水（ぬるま湯）で洗うのですから、口腔だけしか洗浄できない、口うがいよりはるかに効果的です。

はじめは、スポイトを使って、鼻からたらした水（ぬるま湯）がのどにたれるぐらいの量でOKです。そのとき、頭を60度ぐらい、後方に傾けるとうまくいきます。鼻洗浄直後は鼻をかまないことがポイントです。さらに、次亜塩素酸水を使用すると効果的です。冷たい水だとツンとして痛みを感じるため、ぬるま湯（40度程度）に少量の食塩を入れて（生理食塩水にする）行い、何回も練習してください。

鼻うがいは私自身も続けています。10年前まではひどい花粉症でしたが、今ではまったく薬を服用していません。風邪、インフルエンザ、花粉症、アトピー、喘息、頭痛、肩こりなど多くの病気に効果が期待できます。

風邪やインフルエンザのシーズンになると、決まって聞こえてくる「手洗い」や「マスクの着用」「うがい」の奨励。まったく効果がないとはいいませんが、より効果的なのが「鼻うがい」なのです。「うがい」は口腔の洗浄だけで、上咽頭には届かないのです。

①片側の鼻を押さえて反対側の鼻から水をゆっくりと吸い込みます。
②吸い込んだ水をゆっくりと口から出します。
③反対側の鼻も同様に。

口まわりの筋トレで口腔から健康に

ＯＭＦＴ（口腔筋機能療法）とは

ＯＭＦＴ（口腔筋機能療法／ORAL MYOFUNCTIONAL THERAPY）とは舌や口唇、顔の筋肉を鍛える筋機能療法です。口の筋機能療法は、舌や口唇および顔面の筋肉など、口のまわりの筋肉を強くして、バランスを整えるトレーニング法で、いわば口まわりの筋トレです。これらを正しく機能させるほか、正しい飲み込み方を覚えたり、トレーニングで覚えた舌の位置や、口唇の状態を保ち、生活の中でそれを習慣にするためのものです。

例えば、口唇の力が弱い場合、口腔にどのような影響を与えるのでしょう。

はじめに、口唇を閉じる力が弱くなり、口呼吸になってしまいます。すると、睡眠中に唾液が蒸発し、口腔内が乾燥します。口腔内の乾燥はさまざまな悪影響を及ぼします。

まずは口腔内粘膜の炎症です。これにより口内炎になってしまいます。また、歯肉組織の炎症も引き起こすことで歯周病が心配されます。

そのほか、唾液・細菌が濃縮することで、虫歯になりやすくなりますし、歯垢・歯石が沈着し歯周病の原因にもなるのです。

このように口まわりの筋機能ひとつが正常に機能しないだけで、さまざまなトラブルが引き起こされるのです。

そのほかＯＭＦＴは、不正咬合《こうごう》の原因でもある舌癖や口腔習癖の改善、口呼吸によるドライマウス（口腔乾燥症）の改善などを目的としたさまざまなプログラムがあります。

実施で期待できるさまざまな効果

・睡眠時の口呼吸を鼻呼吸へ変える

睡眠時に口を閉じることで、口腔粘膜の乾燥を防止します。すると唾液の消毒・殺菌作用がしっかりと働きますので、**虫歯や歯周病の予防**へとつながります。
また、鼻腔やのどの炎症が軽減しますので、鼻腔咽頭部の抵抗力が強化されます。
このことは**アレルギーの減少**へ貢献してくれます。

・睡眠時の舌が沈下するのを防止する

舌や口まわりの筋肉が強化されることで、睡眠時に舌が沈下するのを防ぎ、舌の定位置であるスポットにキープさせることができます。舌が沈下していたときには塞がれていた気道が確保され、**いびきが改善**します。これは**睡眠時無呼吸症候群**という、寝ている間に空気の通り道である上気道が閉塞し、何回も呼吸が止まる病気を軽減することにつながります。また、睡眠時無呼吸症候群を放置すると、高血圧症、糖尿病、脂質異常症（高脂血症）などの**自己管理不全病**を引き起こすとされています。さらに自己管理不全病から動脈硬化が進行したり、不整脈、狭心症、心筋梗塞、脳卒中などの**重篤な病気を引き起こす**ケースもあります。

・顔面神経への刺激

顔の筋肉トレーニングを行うことで、顔面神経への刺激につながります。これにより、脳への血流が増加し、脳の老化防止やリハビリ効果があります。**認知症の予防とともに治療にも効果**が期待できます。もちろん表情筋の強化や活性化は、顔の血行改善や肌荒れを改善し美肌効果が期待できます。また、余分な脂肪が取れ、むくみも改善するため、**フェイスラインをスッキリと引き締めて、小顔効果**もあります。

・滑舌、発音の改善

舌の筋肉を鍛えることで、**滑舌や発音の悪さを改善する**ことが可能です。

あなたの口まわりの筋肉は大丈夫？ 口の筋機能チェックテスト

鏡と水を入れたコップを用意して、口の筋機能の状態をチェックしてみましょう。

次の項目を試してみて、該当箇所にチェックマークを入れてください。

①□　ふだんの舌の位置は歯と歯の間から出ている、あるいは下の前歯を押している。
②□　舌の脇に歯形のようなへこみがある。
③□　口唇を閉じて鼻だけでしばらく呼吸をすると苦しい。
④□　ふだん口唇を開けている。
⑤□　口唇を閉じると筋肉が緊張し、オトガイ部（下あごの先）にシワができる。
⑥□　口唇を閉じるとへの字になる。
⑦□　水を飲むとき、舌が歯と歯の間から出てコップを迎えにいく。
⑧□　水を飲み込むとき前歯で舌を噛む。
⑨□　水を飲み込むとき口唇に力が入る。
⑩□　サ行やタ行を発音するとき、歯と歯の間から舌が出る（“th”になる）。

・診断結果

チェックマークがついた番号を確認してください。それぞれの番号ごとに、以下の症状が考えられます。

【①あるいは②に該当】

「低位舌」舌の先端が下あご前歯の裏側にある状態です。

【③に該当】

「鼻呼吸」がうまくできていない状態です。耳鼻科への受診も検討しましょう。

【③～⑥に該当】

口唇の筋力が弱い状態です。

【⑦～⑩に該当】

「異常嚥下癖」といって正しい飲み込みができない状態です。

①～⑩のいずれかに該当している人は、筋機能療法（P144からの「口のストレッチ体操」～「バランス体操」）を実践しましょう。どれにも該当しない人も口腔ケアの一環として、健康な口腔をキープするために実践してください。

筋機能療法で取り上げる表情筋

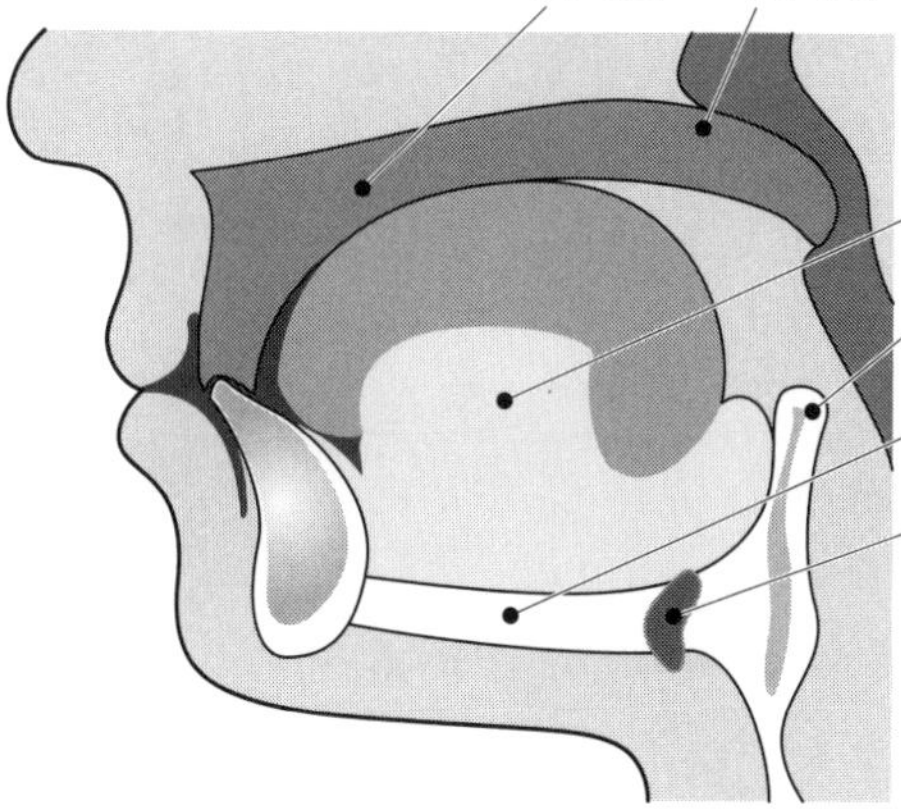

実践① 口のストレッチ体操

準備体操

舌に力がない場合、前に舌を出すという単純な動作も難しくなります。準備体操として、まずはここからスタートしましょう。

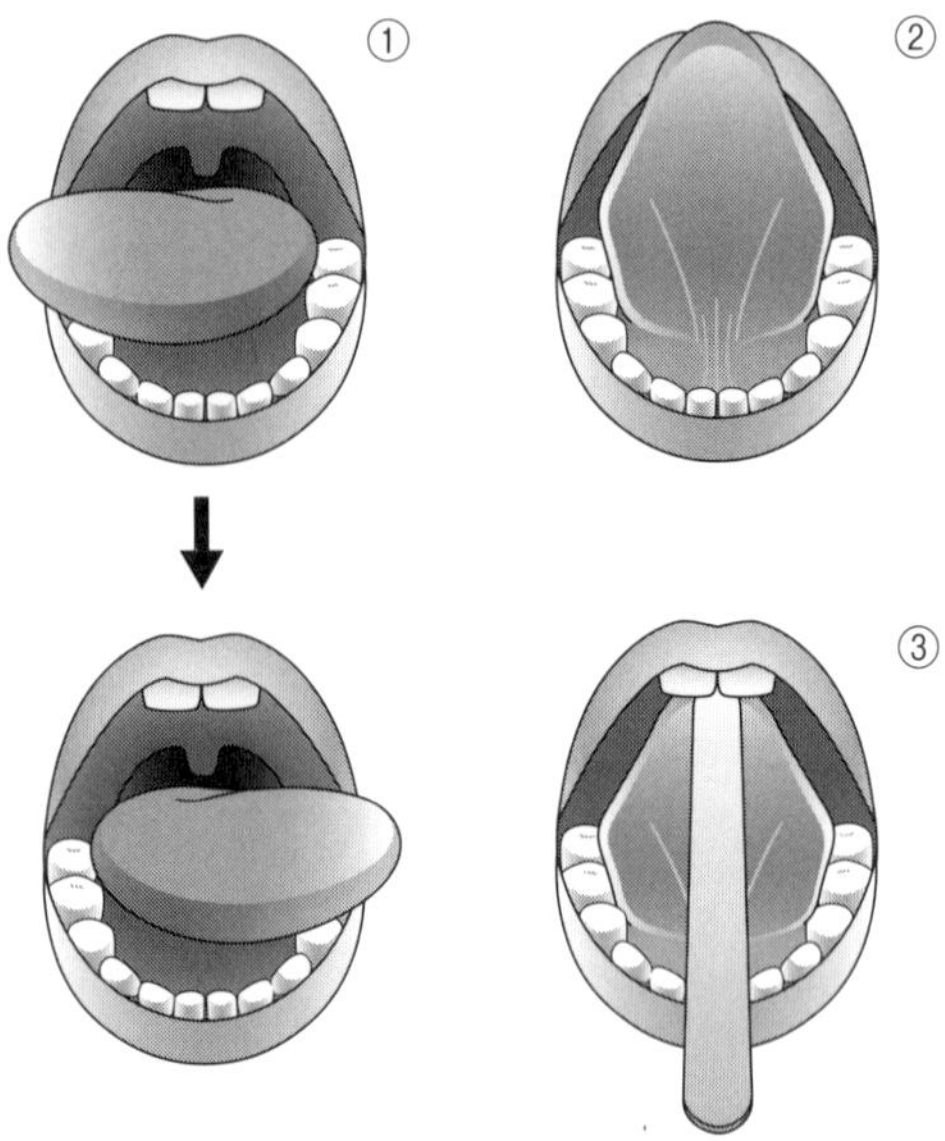

①舌を前に出して、口角にぶつけるように左右に振ります。

②舌尖で口唇のまわりをぐるりと舐めます。

③スポット（81ページ参照）の位置に割り箸やアイスキャンディのスティックなどの先をつけて、それを舌先で支えます。

ストレッチ体操①　オトガイ筋のしわや下唇のすぐ下のくぼみを伸ばす

下あごの後退の防止、下あご前歯の舌側への傾斜の防止、上口唇が跳ね上がり、下に下りなくなるのを防止します。

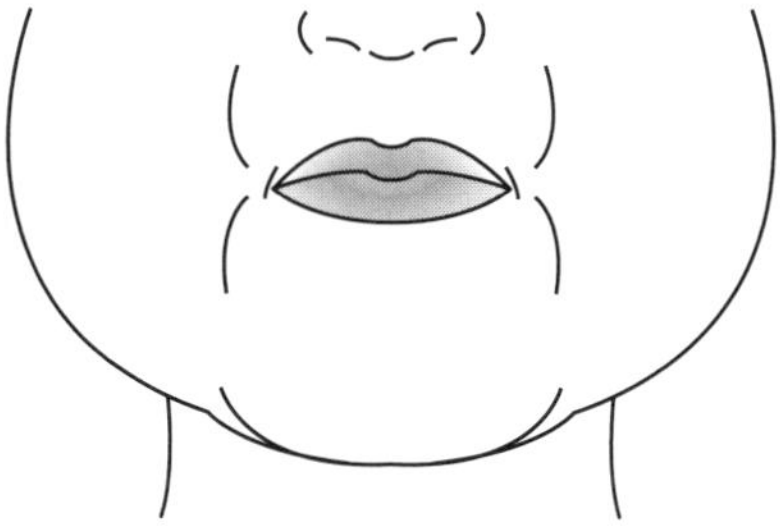

①下唇の内側に空気を入れることによって、オトガイ筋のストレッチを行います。

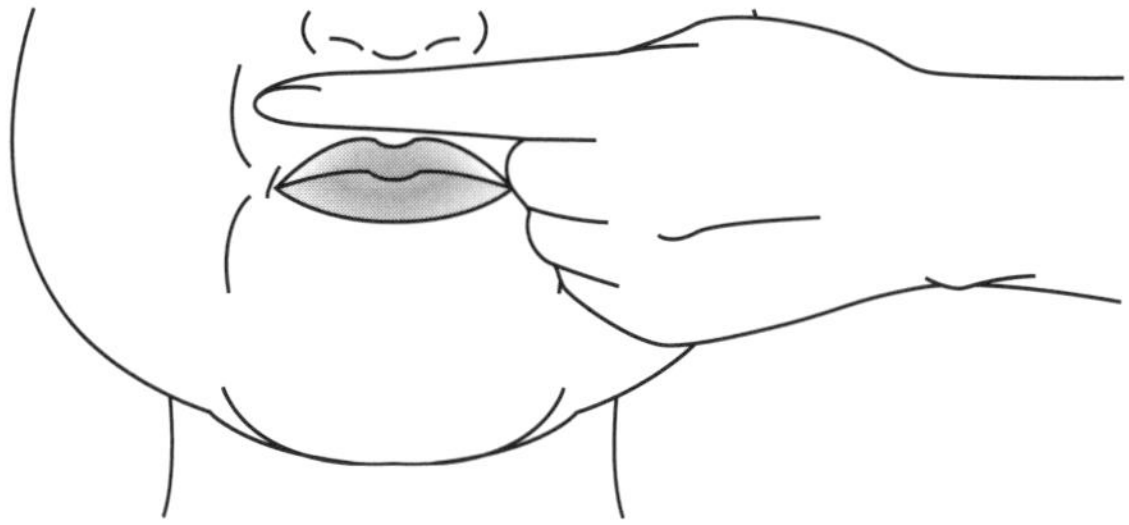

②上唇の内側に空気が入ってしまうようなら、人差し指で鼻下を押さえて、下唇の内側に空気を入れます。

ストレッチ体操②　舌尖を伸ばす

スポット（81ページ参照）に舌尖をつけるための舌の側方部の筋力をつけます。

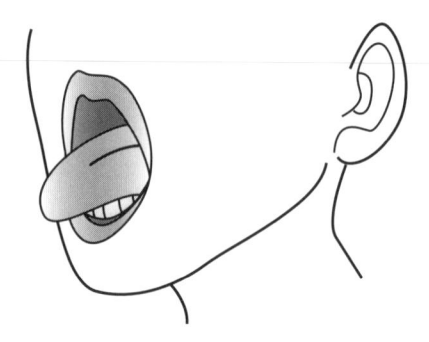

①姿勢を正しく保ち、舌をまっすぐ前に出します。

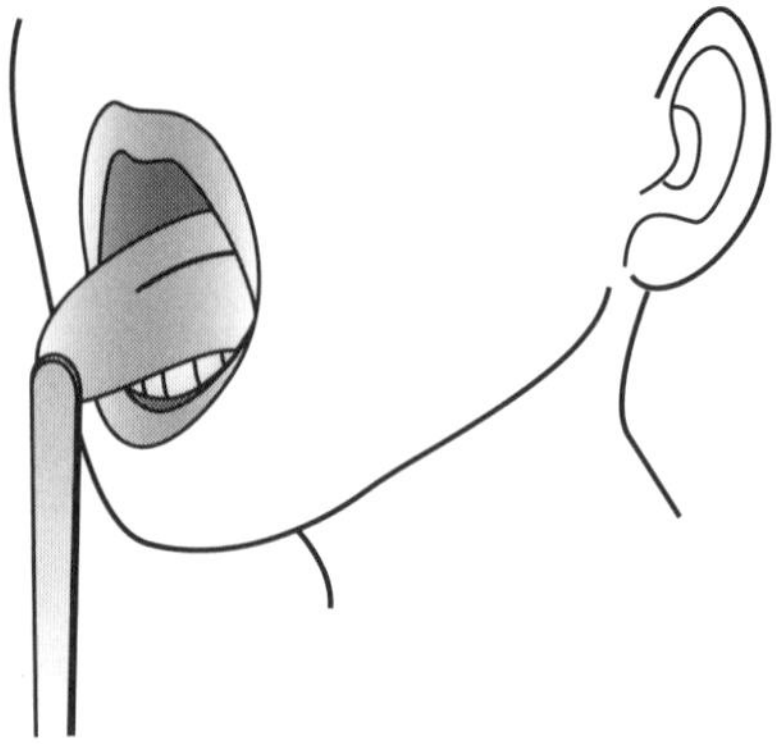

②その舌先をスティックで軽く3秒ほど押します。これを5～10回繰り返します。

ストレッチ体操③　舌小帯を伸ばす

正しい嚥下の障害を取り除き、歯列や咬合に異常が出るのを防止します。発音障害も防止できます。

硬口蓋と軟口蓋

口腔の構造

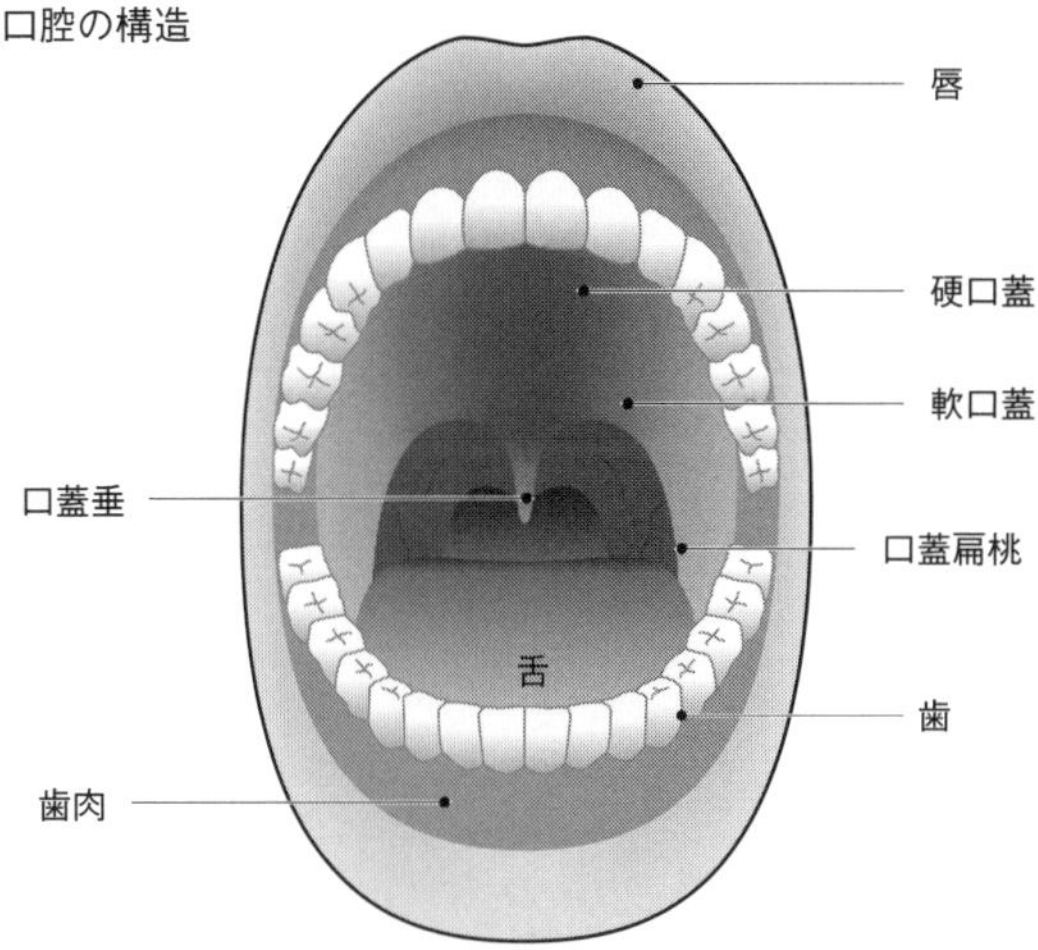

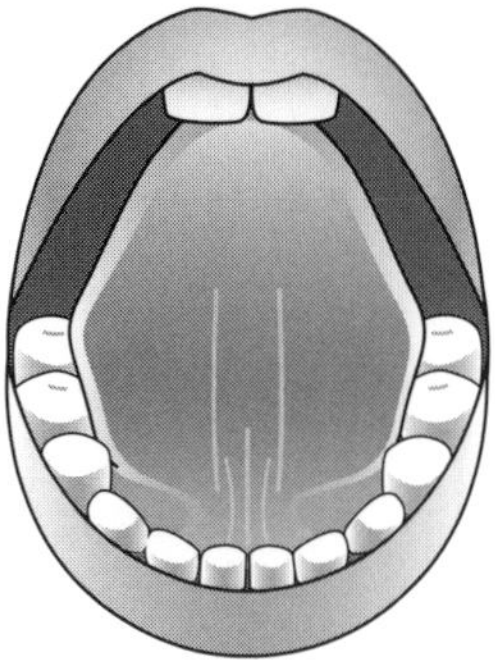

①舌尖はスポットに置き、舌全体を口蓋に吸い上げます。

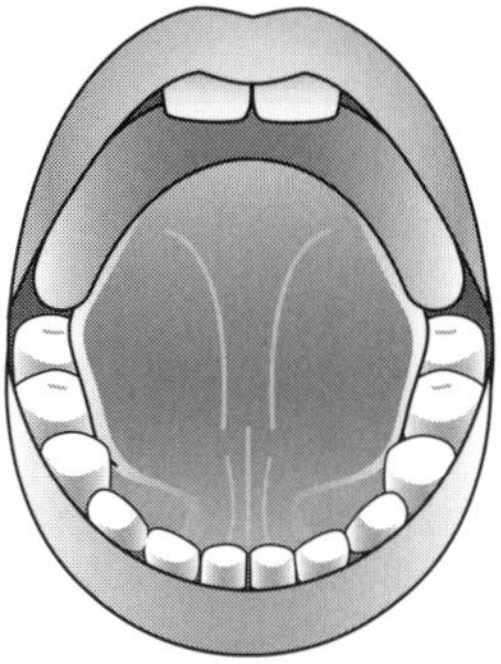

②①の状態をキープしながら、硬口蓋から軟口蓋方向へゆっくりと動かします。

ストレッチ体操④　上口唇を伸ばす

上あご前歯の前方傾斜や正中離開（すきっ歯）の防止。口を閉じたときにへの字にならないようにする。口呼吸、口を閉じたときに上下前歯が離れてしまう開咬および上あごが前に突き出すのを防止します。

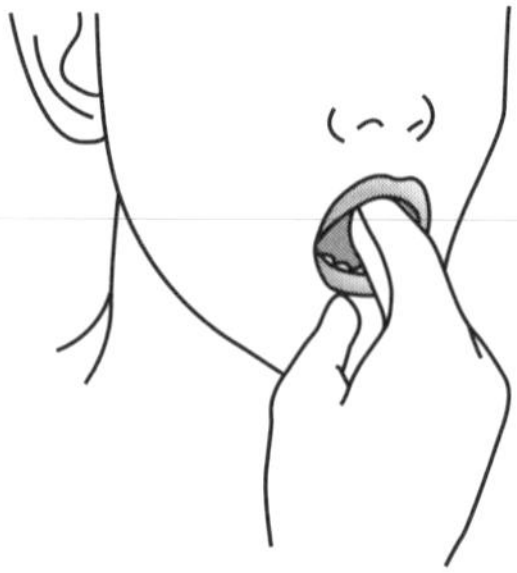

①正しい姿勢をとり、指２本が縦に入るぐらい口を開けます。

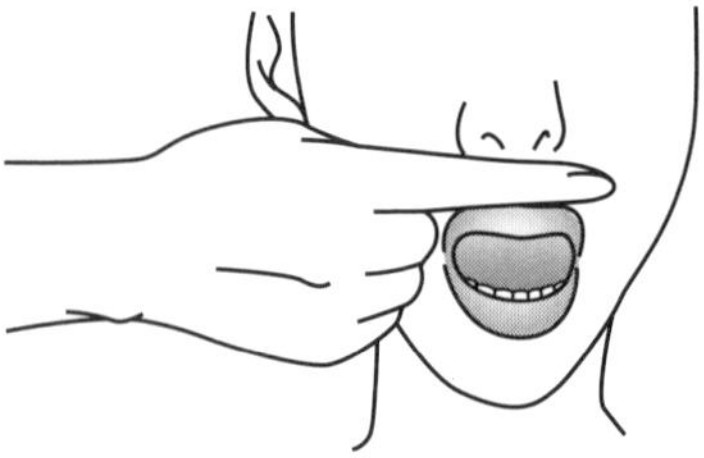

②上口唇に人差し指をのせて、下に５秒間引き伸ばします。

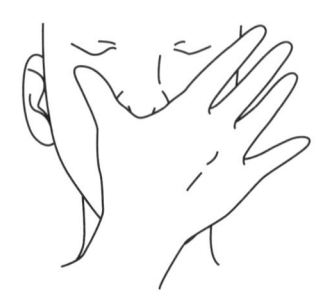

③手のひらで、頬や顔面筋肉を押さえないようにして引き伸ばします。

ストレッチ体操⑤　口角を横へ伸ばす

歯列弓の臼歯部分が狭くなったり、への字口になるのを防ぎます。また、叢生を防止したり、口腔周囲の筋肉の緊張を解きほぐします。

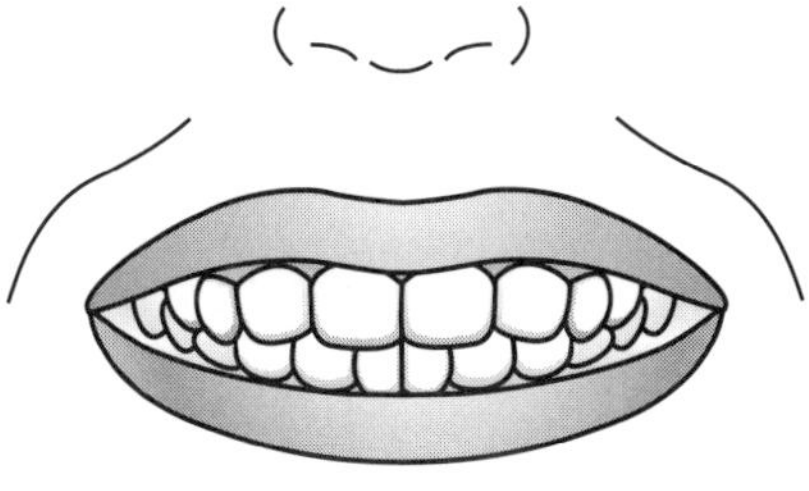

①奥歯を噛んで、口角を横にしっかり引き伸ばし「イー」と声を出します。口角を上に引き上げる気持ちで。

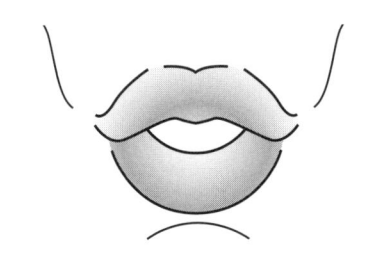

②口唇を前に突き出すように今度は「ウー」といいましょう。

実践② 口の筋肉体操

筋肉体操① 舌に筋力をつける

舌を高く上げる力をつけます。

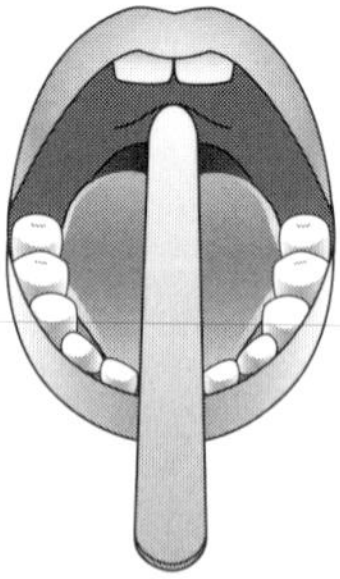

①スポットの位置を覚えるために、スティックなどの先をあてて刺激を与えます。

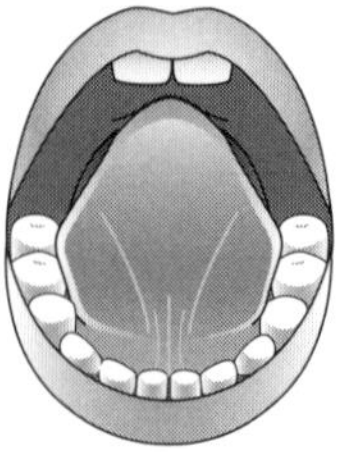

②舌尖を丸めずにスポットにつけます。

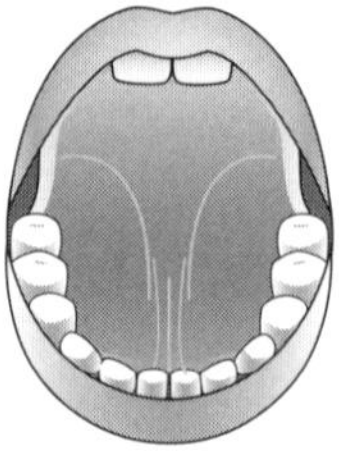

③舌小帯をしっかり伸ばして、舌を口蓋に吸い上げます。舌に偏りがないよう左右均等に吸い上げるようにしましょう。これを数回繰り返します。さらに、舌を吸い上げたまま数秒静止し、上にためた力を下にはじいて「ポン！」と音をたてるのも効果的です。

筋肉体操②　舌の側方の筋力をつける

舌の側方筋を使って、唾液を吸い上げます。ストローと霧吹き（水が直線的に出るもの）を用意してください。

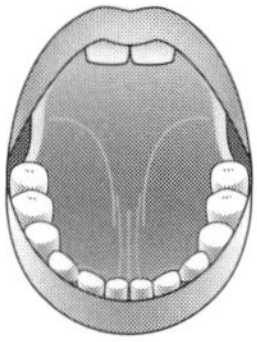

①舌尖はスポットにあてて、舌全体を上あごにしっかりつけます。

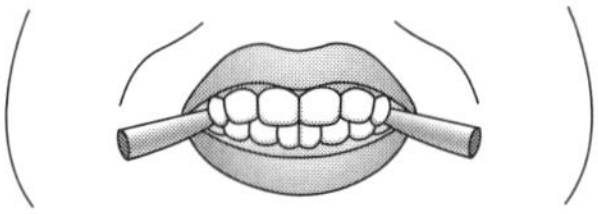

②下あごの犬歯間の後ろにストローを沿わせ、奥歯を閉じます。

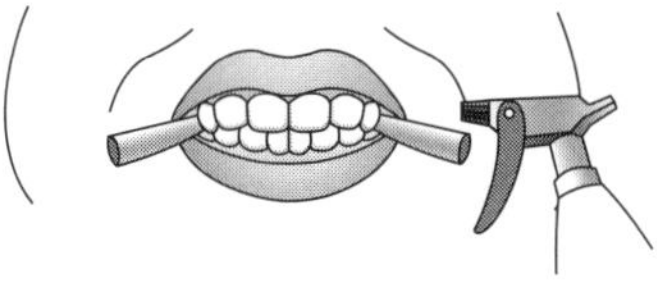

③口角を引き上げ、ストローを少し後方に向け口角部から歯牙に沿うように霧吹きで水を入れます。

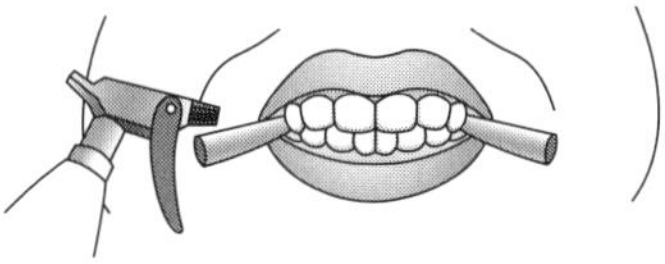

④③で入れた水を「ズッ」という音をたてながら、吸い込みましょう。口唇はそのままの状態で吸い上げた水を飲み込みます。

筋肉体操③ 舌の後方の筋力をつける

舌のつけ根部分の筋肉をつける練習です。嚥下時の、舌の形や舌尖を保持する位置の確認もできます。口に水を入れずにガラガラというだけでも、後方の筋肉の動きを意識することができます。

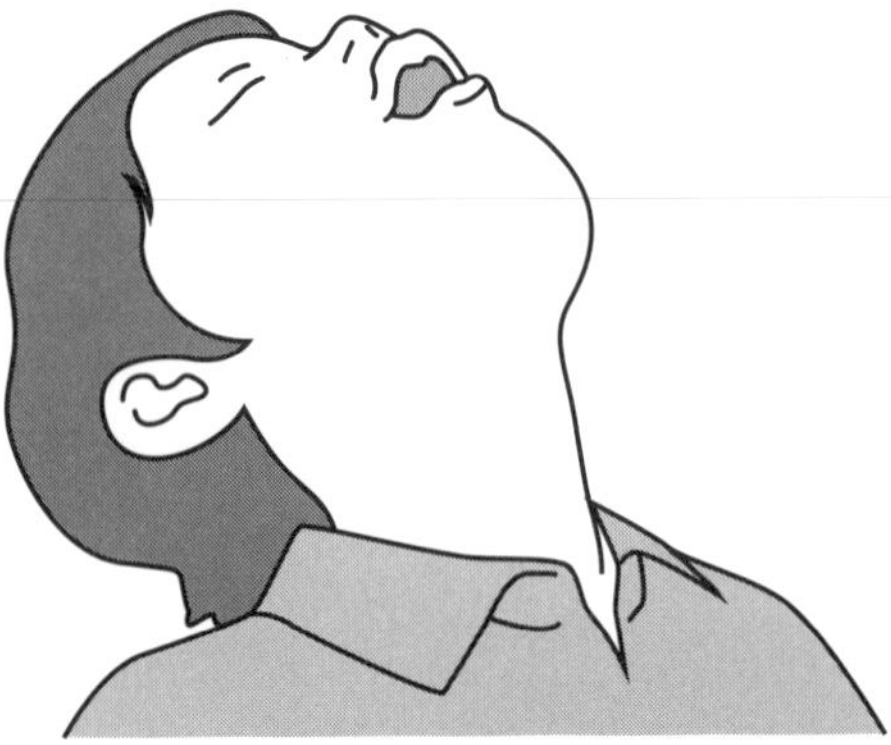

①口に水を入れて、ガラガラと音をたてながらうがいをします。このとき、のどが開くように真上を向くのがポイントです。

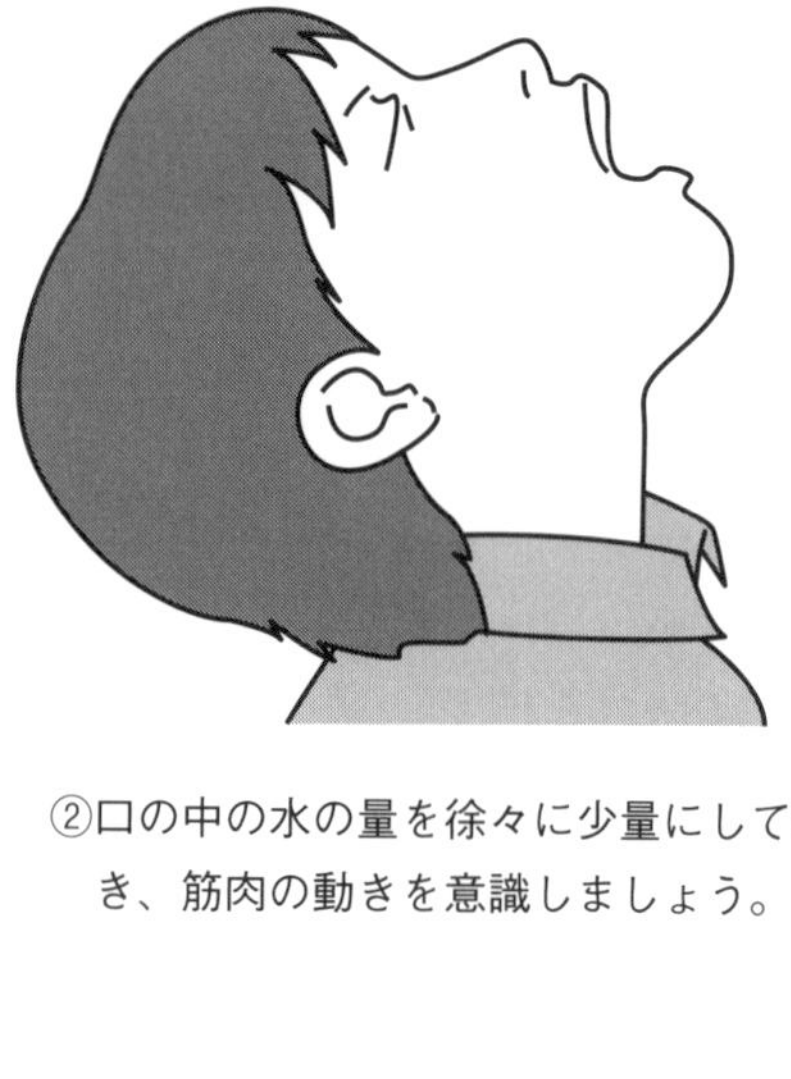

②口の中の水の量を徐々に少量にしていき、筋肉の動きを意識しましょう。

筋肉体操④　あご（咀嚼筋）に力をつける

噛む筋肉が緊張する感覚を覚え、鍛えます。ゆっくり行うのがポイント。左右が同じくらいに触れるかどうか確認します。筋肉がよく触れない人は食事もほとんど前歯で噛んでいる可能性があります。奥で噛むよう心がけ、左右の強さの違う人は、弱い側の奥歯でガムを噛んで鍛えるのがおすすめです。

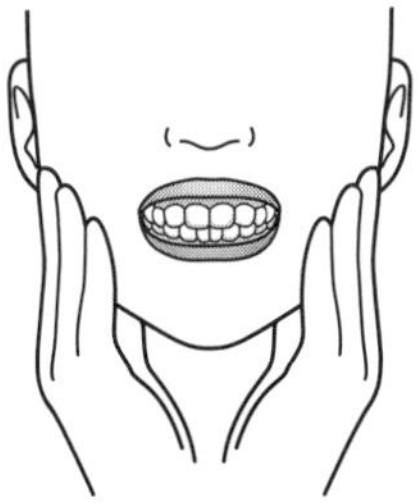

①両手をエラに置き、ギュッと強く歯を噛み、筋肉が緊張し固くなるのを感じます（咬筋）。

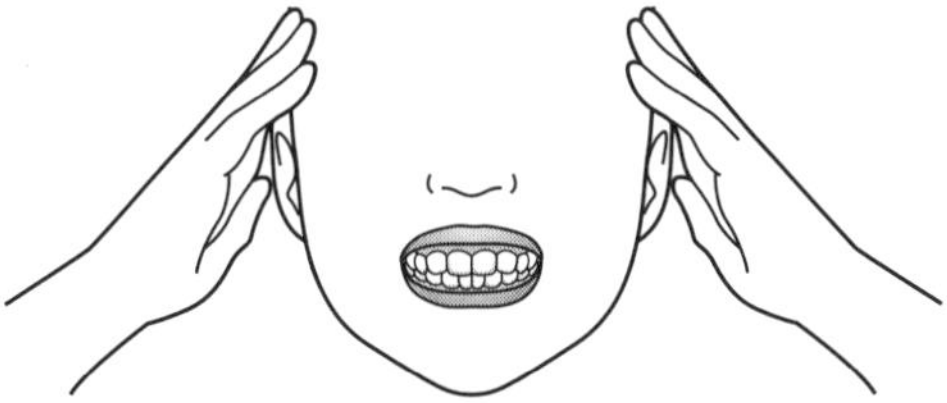

② 両手をこめかみに置き、同じくギュッと強く歯を噛みます（側頭筋前腹）。

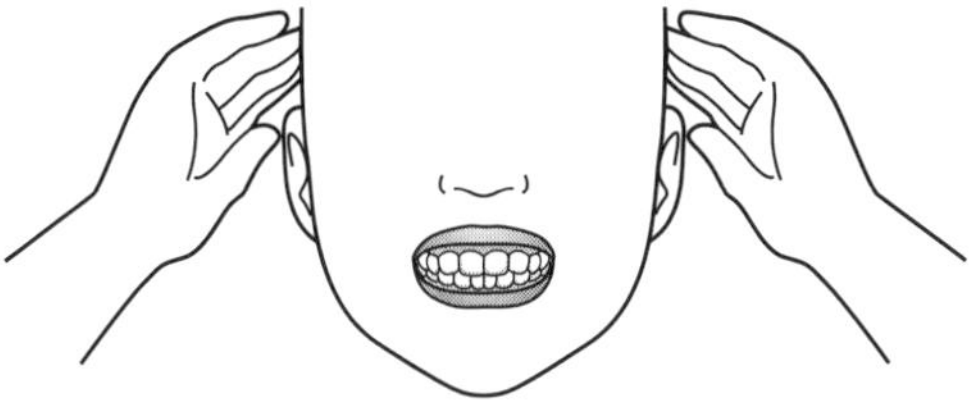

③最後は、両手を耳の上に置き、ギュッと強く歯を噛みます（側頭筋後腹）。①～③を５回繰り返します。

実践③　口のバランス体操

バランス体操①　口のまわりの筋肉のバランスを整える

左右の筋肉の力や動きのバランスがとれているかをチェックしていきます。水を含まず頬をふくらませたりすぼめたりするだけでもＯＫです。

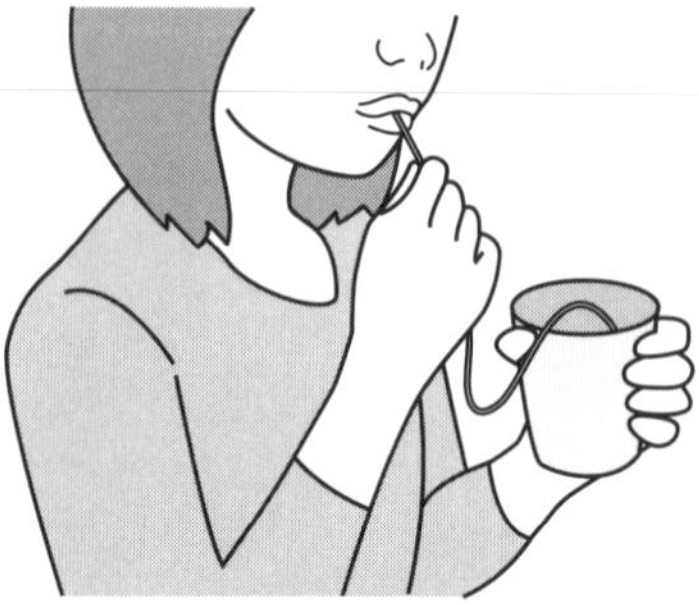

①口の中に水を含み、頬を片方ずつふくらませて水をブクブクさせます。左右交互に行いましょう。

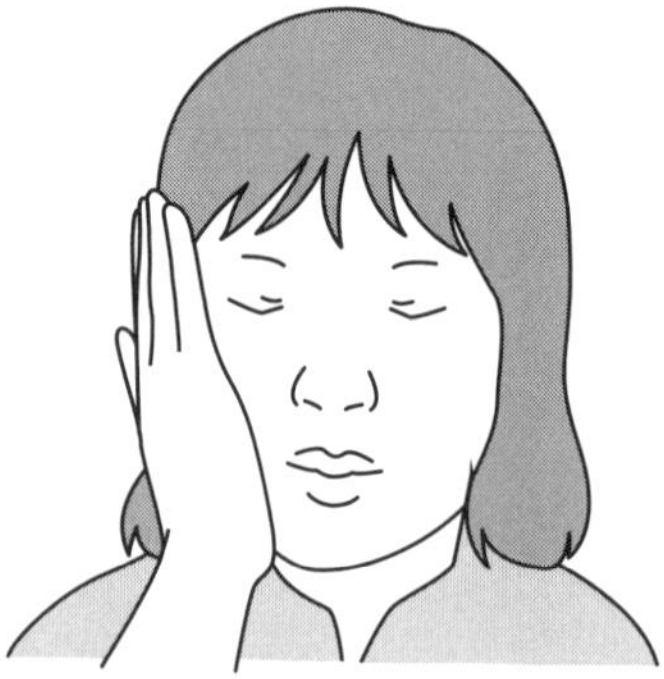

②片側だけ動きが悪い、あるいはできないという人は、動きの悪いほうの頬に水を入れ、反対側の頬を手のひらで押さえてブクブクさせます。

バランス体操②　嚥下のバランスを整える

飲み込むときにも、左右の筋肉をバランスよく使う必要があります。正しい嚥下を行う動作として、奥歯をしっかり嚙み、口唇はふんわりと閉じます。のどをしっかり使って飲み込みましょう。筋肉の動きを手で感じ取るとともに、鏡を見て一連の動きを確認してみてください。

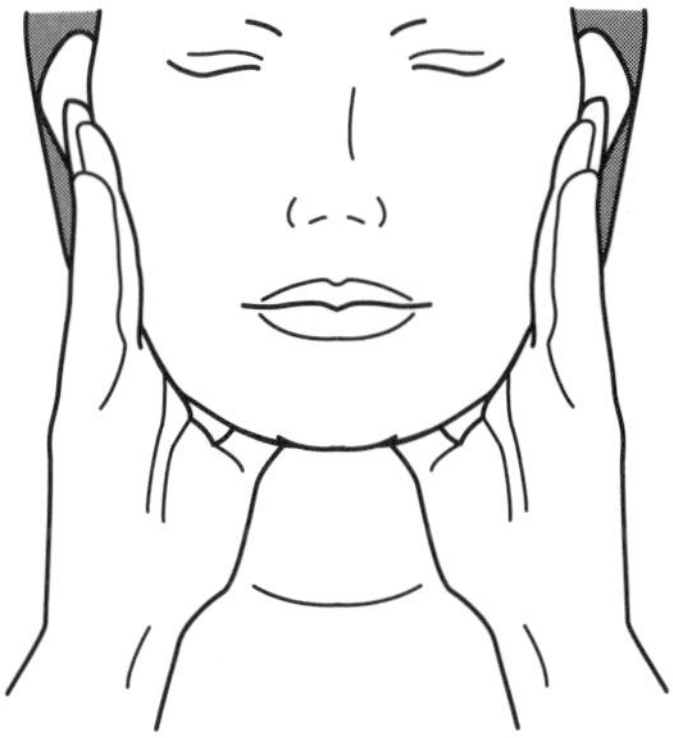

①手のひらをＬ字に開き、頰とのどをイラストのように軽く押さえます。

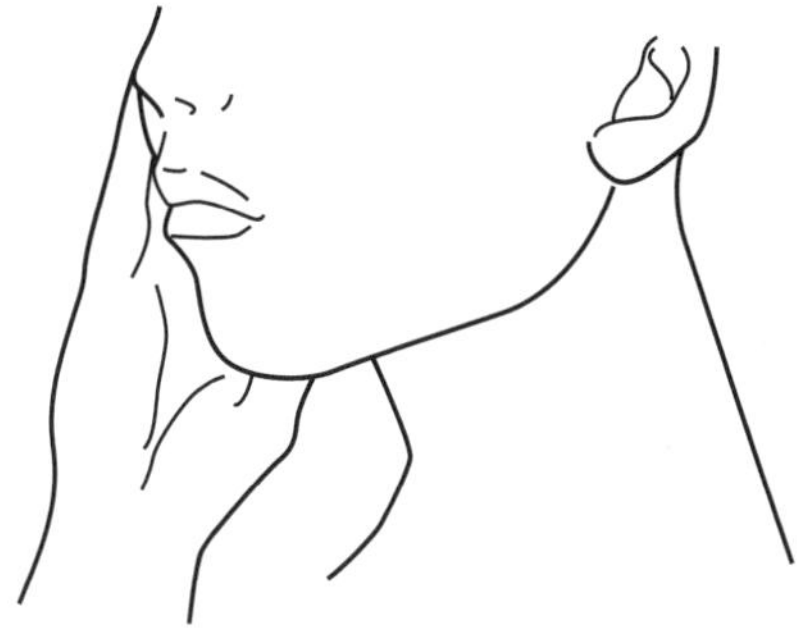

②奥歯を嚙んだときの筋肉の収縮と、嚥下時ののどの筋肉を感じ取ることで意識を高める練習です。

バランス体操③　左右の咀嚼筋のバランスを整える

左右の咀嚼筋のバランスをよくするだけでなく、片方ばかりで噛む癖をなくすためのトレーニングでもあります。筋肉のバランスを整え、ふだんあまり使っていない側の筋肉の動きを活発にして、左右均等に使えることを認識させます。

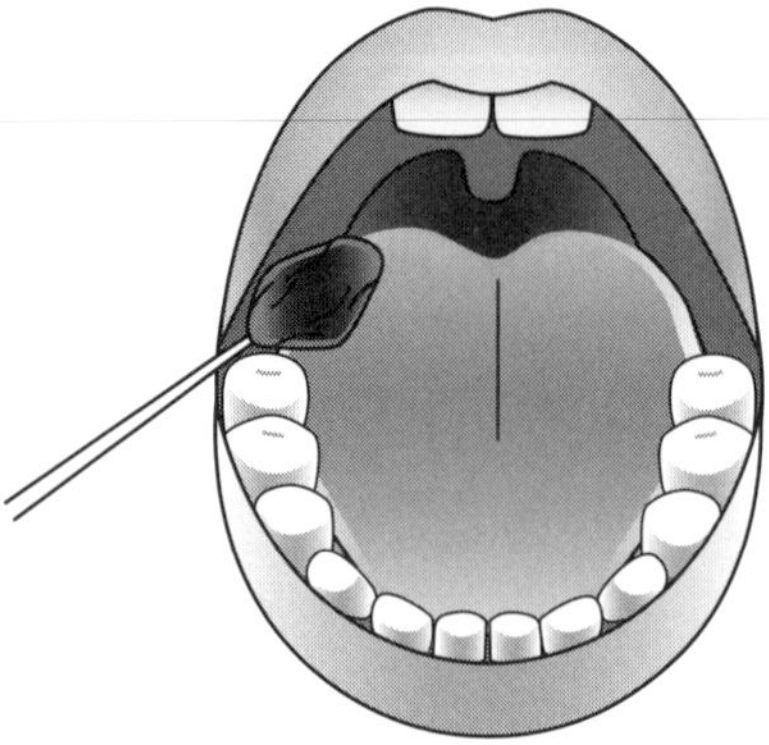

①レーズンや小さく切ったリンゴ、バナナなどに爪楊枝を刺し、これを臼歯にあてて１点噛みの練習をします。

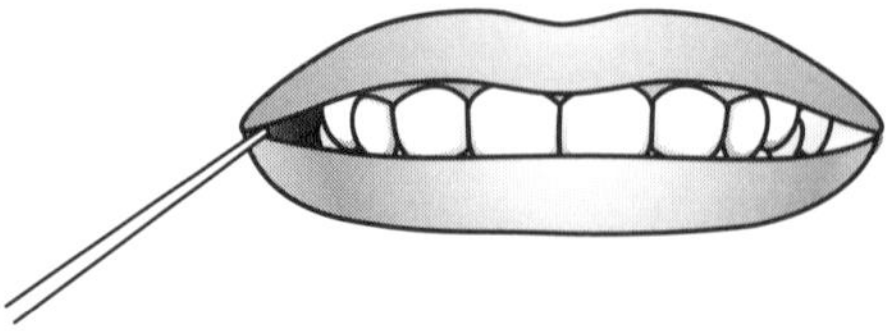

②①を左右交互に繰り返します。

口腔ケアがさまざまな不調・トラブルを改善する

肥満は口腔ケアで予防する

肥満防止には、規則正しい食事を摂り間食を控える、そしてよく噛んで食べることが効果的です。実はこれ、歯周病を予防するときと同じポイントなのです。間食を減らせば、それだけ歯周病になるリスクも太るリスクも減ります。また、しっかり噛むことで、唾液の分泌を促し、口腔内を清潔にして歯周病を予防しますし、同時に満腹感が得られるため食べすぎ防止につながります。

脳内にある神経ヒスタミンという物質は、噛むことで活性化されることがわかっています。この物質は、食欲を抑え、エネルギーを消費させる働きをするため、肥満予防に効果を発揮してくれます。

噛む回数と唾液の分泌量を増やすためには、1回の食事時間は、少なくとも20分はかけるようにしてください。噛む回数は、ひと口、食べ物を口の中に入れたら箸やスプーンなどを置いて、30回を目標にするとよいといわれます。「ひと口30回噛む」ことは、厚生労働省でも肥満予防法として取り上げられているのです。

口呼吸と閉塞型睡眠時無呼吸症候群（OSAS）との関係は？

口腔機能の低下から、口呼吸をしがちになると、口呼吸で就寝してしまう人も増えてきます。眠っていても鼻呼吸で口唇を閉じていられれば、舌がスポットに吸いつき、舌根が吊り上げられて空気の通り道は完全に確保されます。

しかし、口を開けて寝ていると、気道が狭くなってしまいます。のどの中央にある「口蓋垂」が重力で垂れ下がり、舌根が落ち込んで気道を塞ぐことに。すると鼻で呼吸することが難しくなり、おのずと口呼吸になってしまうのです。

舌の筋肉が弱い人は、仰向けに寝ると舌が重力によって背中側に落ち、気道が塞がってしまいます。そのため口呼吸となり、いびきや気道閉塞による窒息が生じます。睡眠中に一定回数以上の無呼吸状態になる症状を、閉塞型睡眠時無呼吸症候群（OSAS）と呼びます。睡眠時の無呼吸は、血中酸素が不足し、睡眠不足による居眠り事故疾患、脳卒中、高血圧症、糖尿病、腎炎、肥満……など、ときには命にかかわる事態を引き起こします。「新幹線運転士の居眠り事件」「チャレンジャー打ち上げ失敗事故」「チェルノブイリ原発事故」などの関係者が、閉塞型睡眠時無呼吸症候群の患者であったという報告もあります。

歯科の治療法としては、スリープスプリントという治療器具を装着してもらい、下あごを前方に出すことで気道の閉塞を改善させています。

OSASになる前に、口呼吸から鼻呼吸への改善を心がけてください。こんな症状があったら要注意という項目を挙げておきましたのでチェックをしてみてください。

□いびきをかく　□いびき（呼吸）が突然止まるといわれたことがある
□夜中に何度もトイレに起きる　□朝起きたときに口の中が乾いている

□日中いつも眠気がある
□集中力がない
□不整脈がある
□気道が確保されていない（口蓋垂、舌根の気道への沈下が起こる）

□睡眠時や朝起きたときに頭痛がする
□病因がわからない高血圧症といわれたことがある
□上半身に肥満がある

子どものいびきは〝病気〟です！

健康な子どもはいびきをかきません。子どもがいびきをかいていたら、「酸素が足りない！」「息が苦しい！」という警告音です。子どものいびきは特に成長に悪影響を及ぼします。成長ホルモンは深い就寝中に分泌されるため、いびきや無呼吸で深い睡眠がとれない場合、発育に影響が出てしまうのです。重症の場合は身長や体重の伸びにも影響します。

子どものいびきの原因は、リンパ組織のひとつで病原体から身体を守る役割を果たしている扁桃とアデノイドの炎症や、アレルギー性鼻炎による鼻づまり、小児肥満などが考えられます。

3歳を過ぎる頃には身体を守る免疫の働きもすでに終えるため、6歳をピークにアデノイドはだんだん小さくなっていきます。2～5歳がもっとも大きい時期といえます。アデノイドがある場所は鼻で呼吸するときの空気の通り道と同じ場所です。そのためアデノイドが肥大してしまうと、鼻で呼吸するときの空気の通りが悪くなり口呼吸になりやすいのです。すると、いびきをかいたり、睡眠時無呼吸症候群になってしまいます。

子どもの睡眠時無呼吸症候群の症状とチェックポイントを挙げておきます。

□毎日いびきをかく／肩で息をしている
□無呼吸のときがある／10秒程度でも無呼吸と考える
□陥没呼吸である／息を吸うときに、胸のあたりがへこむ
□鼻づまりで口呼吸をする／アデノイドが肥大して鼻呼吸ができていない状態

□食事が遅い、食が細い／肥大した扁桃が邪魔をして、食べ物をうまく飲み込めない状態
□寝起きが悪い、睡眠不足になる／無呼吸のためよい睡眠がとれていない状態
□おねしょをする
□その他／寝相が悪い、寝汗をかく、鼻水が出る、口臭が強い、ぽかん口である、よだれがよく出る、歯並びが悪い等

胎児の低体重・早産の予防や骨粗鬆症にも関連

妊婦さんが口腔ケアをしっかり行うことで、胎児の低体重・早産のリスクを減らすこともできます。妊婦さんが歯周病になり、その炎症で子宮の収縮に関係する生理活性物質（プロスタグランジン）などが胎盤に影響を与えてしまうのです。ですから、口腔ケアをして歯周病にならないことが重要なのです。

また、骨の密度が減りスカスカになってしまう骨粗鬆症の人の口腔ケアは非常に大切です。骨粗鬆症の人が歯周病になってしまうと、歯を支える骨が急激にやせてしま

い歯を失うケースがあるのです。歯がなくなると、噛む力も衰えるので口から得られるカルシウム量も減り、さらに症状が悪化する結果になるのです。

花粉症などのアレルギー

かつては私もかなり強烈な花粉症患者でした。通年性のアレルギー性鼻炎も併発していました。飲み薬、目薬、マスクは手放せず、いつものどは渇くし、頭はボーッとしてくるし、眠くなる……そんな状況でした。

しかし、口腔ケアをしっかり続け、口だけでなく、鼻うがいなどを通じてのどや鼻のケアを含めた自己管理を行うことで、現在は一切の薬を服用していません。もちろん、万一のために薬の常備は続けています。すべての人が私のように自分で治そうと考える必要はありません。しかし、治すのではなく、病気にならない方向に持っていくことは可能だと思うのです。花粉症や通年性アレルギー疾患は完治できないまでも、口と鼻のケアをしっかり行うことで症状を抑えることは可能なのです。

終章

口腔ケアから社会が変わる!!
親から伝えるべきことの大切さ

わが子の口腔内をしっかり観察、チェック！

1歳までには口腔健診を受ける

口や鼻の機能と成長・発育のチェックはとても重要です。そのためには、「吸啜窩」「舌挙上」「鼻づまり」「扁桃肥大」など、より低年齢、赤ちゃんの段階からの健診が必要なのです。

産科は生後1ヵ月健診で小児科に移行します。しかし、小児科は口の機能は専門外です。小児歯科は歯をメインに診ているため、歯が生えてこなければ対象外となってしまいます。栄養士はどうかといえば、口腔の発達のことはあまり知識がありません。ですから、親御さんが赤ちゃんの口腔をしっかり観察してチェックすることが大切なのです。

赤ちゃんの口腔を診ることで、将来の矯正の必要性や口腔周囲の健康状態まで判明します。できれば1歳までには口腔健診を受けることをおすすめします。

これまで何度も述べた通り、口の健康は全身の健康と深い関係があります。認知症、がん、動脈硬化、肥満、肺炎、骨粗鬆症、バージャー病（手や足の指先が青紫になって強い痛みが起こり潰瘍に。ひどい場合は壊死してしまう病気）、胎児の低体重・早産、糖尿病、狭心症・心筋梗塞、心内膜炎……など、数えはじめればキリがありません。そして、その大部分が生活習慣病（自己管理不全病）と関係しているのです。

つまり、ほとんどの病気は、いきなり重篤な状態から発症するわけではないのです。初期の状態を放置し、悪化させるから重篤な状態になってしまうだけのことです。まさに「風邪は万病の元」なのです。

健康に関することは、できるだけ早いうちから実行する

人間の赤ちゃんは乳児期までは口で乳を飲み、呼吸は鼻でしかできません。人間以外の哺乳類は、口は食べるために、鼻は呼吸するためにと、口と鼻の役割がはっきり

と区別されています。

しかし、その後の悪い生活習慣や癖で人間は、口でも呼吸をしてしまうのです。悪い生活習慣でいえば、肥満の人の食べ方や時間を見ていると、まるで餌をむさぼっているとしかいいようがありません。これが悪習慣なのです。健康に関していえば、「食事は内容よりも食べ方が大事」といっても過言ではありません。肥満を改善したいのであれば、まずはそれに由来している悪い生活習慣を変えてください。

しかし、習慣や癖を変えるというのは、言葉でいうのは簡単ですが、実行するにはかなりの努力が必要となります。

高齢化社会になった今、摂食指導、嚥下指導、老化防止など、全身や口腔機能の低下を補う講習会が盛んに開催されています。結論からいえば、ご本人たちはとても大変な思いをされますが、改善はなかなか難しいでしょう。

50年以上も続けてきた、悪い状態の口や鼻の機能を老人医療、老人ケアと称して治療しているのです。若いときにできなかったことを、年齢を重ねてから実行するのは本当に大変なことなのです。

これまで泳いだことのない、あるいは自転車に乗ったことのない高齢者の方に、「さぁ、泳ぎましょう！」「さぁ、自転車に乗りましょう！」というのと何ら変わりがありません。ましてや、体力や筋力が落ちた身体にはムチ打つような仕打ちでしょう。

もちろん老人医療は無駄、必要ない、などというつもりはありません。ただ、健康に関することは、できるだけ若いうちから、できることなら赤ちゃんのときから培えるものがあるのであれば、そうすべきだといっているのです。

「朝起きたら歯を磨く」ことから健康づくりをスタートさせましょう

赤ちゃんや幼児期に悪い生活習慣を断ち切り、軌道修正するためには両親の助けが不可欠です。子犬のうちに「躾」をすると、その後は楽に育てられます。犬と人間を一緒にするわけではありませんが、人間も同様なのです。赤ちゃんから3歳までが特に重要ということは前述の通りです。

風邪も長引かせる前に、初期に治してしまえば、あるいは予防してしまえば、お金も時間もかからず、自然治癒で十分でしょう。健康づくりもはじまりの時期がとても重要なのです。スタートが遅ければ遅いほど、さまざまな努力や時間、そして苦痛も伴うことになります。病気になってからでは遅いのです。特に子どもたちにとって親が知識を持たず悪習慣を見逃すことは、子どもへの暴力・虐待に近いものがあると思います。

「朝起きたら、まず歯を磨く」

たったこれだけで健康が簡単に手に入るのです。健康づくりのために、まずはここからスタートしてみてください。きっと驚くほどの成果を実感できるはずです。

長野志津男（ながの・しづお）

1948年、千葉県生まれ。日本矯正歯科学会、日本小児歯科学会、日本健康医療学会認定医。

ファミリー歯科矯正オフィス院長、日本口腔協会（JOA）代表理事。

幼少時に母が結核を患ったことをきっかけに、医療を志す。日本歯科大学卒業後、勤務した美容整形外科の影響でダイエットと口腔から全身への「健康づくり」を自身の体で検証し、独自の運動論、健康論、栄養論を展開。

著書に『健康のつくり方』『BBO（ブリー・バブル・オーバー）いじめ、虐待解決法』（以上、アマゾン・キンドル）がある。

講談社の実用BOOK

朝起《あさお》きすぐの歯磨《はみが》きで、一生《いっしょう》病《びょう》気《き》知《し》らず

2015年3月12日　第1刷発行

著　者――――――長野《なが の》志津男《し づ お》

装　丁――――――島内泰弘デザイン室
発行者――――――鈴木 哲
発行所――――――株式会社 講談社
〒112-8001　東京都文京区音羽2-12-21
電話　編集部03-5395-3529
販売部03-5395-3625
業務部03-5395-3615

本文組版――――――朝日メディアインターナショナル株式会社
印刷所――――――慶昌堂印刷株式会社
製本所――――――株式会社国宝社

定価はカバーに表示してあります。ISBN978-4-06-299820-8